Toni Freialdenhoven

Was tut mir wirklich gut?

Work-Life-Balance für Pflegeberufe

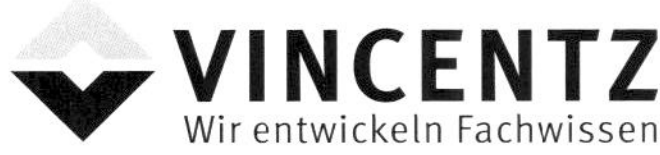

Bibliografische Information der Deutschen Nationalbibliothek

Die Deutsche Bibliothek verzeichnet diese Publikation in der Deutschen Nationalbibliografie; detaillierte bibliografische Daten sind im Internet über http://dnb.d-nb.de abrufbar.

Besuchen Sie uns im Internet: www.altenpflege-online.net

Titelfoto: AdobeStock, deagreez, Kara-Kotsya (composing)

Grafik: AdobeStock, Rojastock13

Autorenfoto: Heike Melbert, Erftstadt

Druck: Gutenberg Beuys Feindruckerei GmbH

ISBN 978-3-7486-0469-3

Toni Freialdenhoven

Was tut mir wirklich gut?

Work-Life-Balance für Pflegeberufe

Widmung:
Gewidmet ist dieses Buch in Liebe und Dankbarkeit meiner Enkelin Anna, meinem Enkel Fabian mit ihren Eltern Corinna und David sowie meinem Enkel Georg mit seinen Eltern Alma und Jan.

Des Weiteren allen rund 1,7 Millionen Pflegekräften, die täglich eine hervorragende und verantwortungsvolle Aufgabe leisten.

Inhaltsverzeichnis

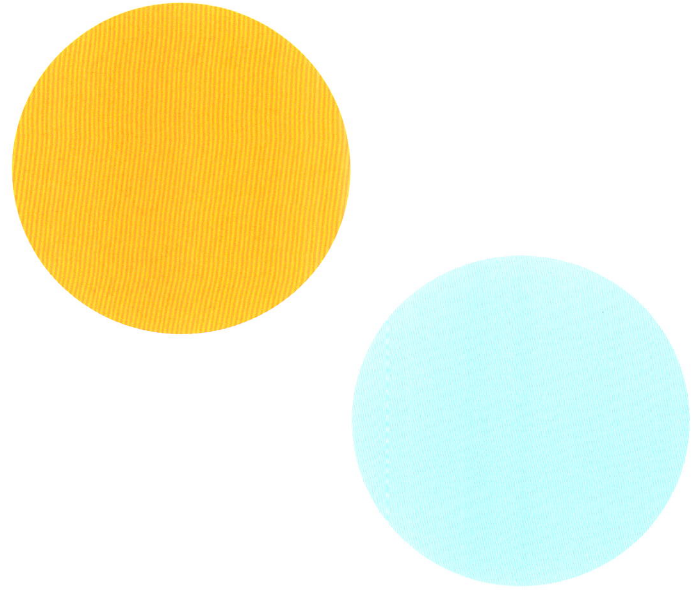

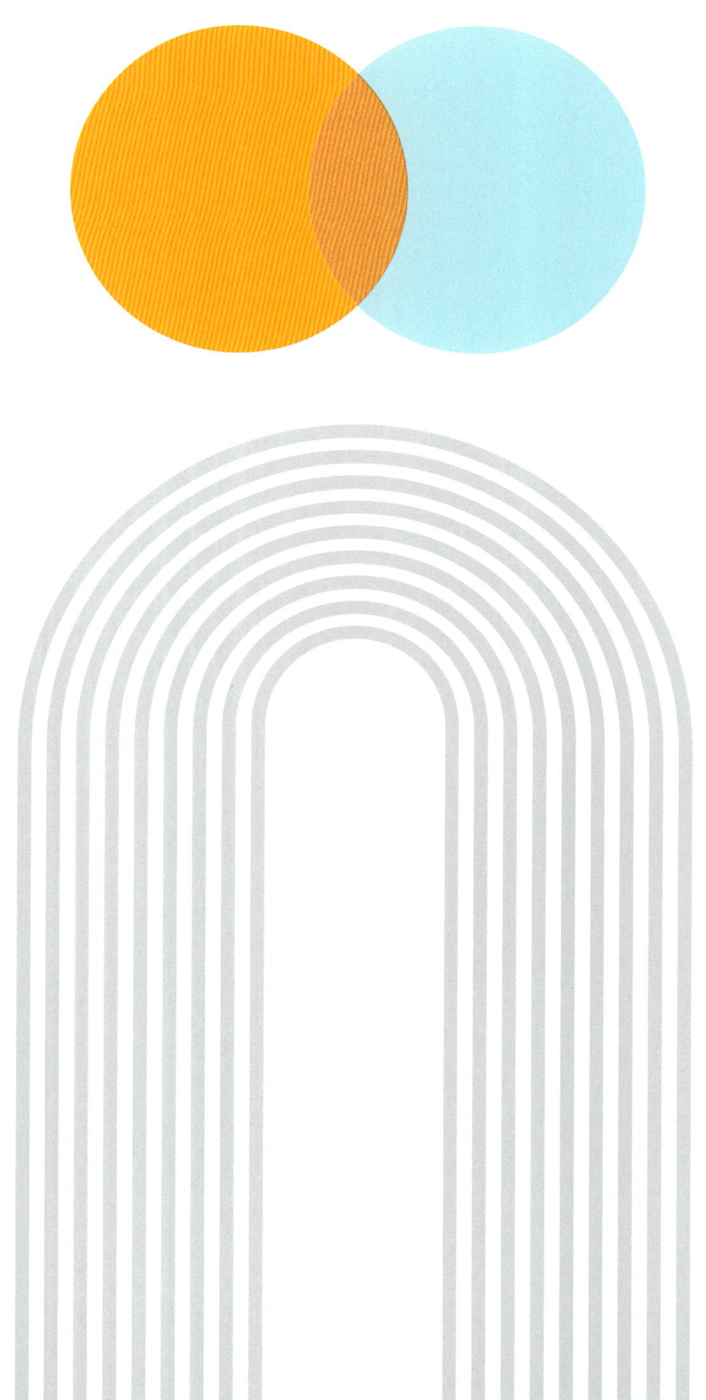

Entstehung dieses Buches und Danksagung

Bereits vor rund 11 Jahren habe ich im Unterrichtsfach Psychohygiene angefangen einen besonderen Blickwinkel auf unsere körpereigenen „Stresshormone" zu richten. Die Kurzzeitstresshormone Adrenalin und Noradrenalin ermöglichen es uns, in akut auftretenden Belastungssituationen, relativ schnell zu reagieren (Kampf-oder-Flucht). Das Langzeitstresshormon Cortisol hilft uns eine Stressbelastung ausgedehnter standzuhalten. Die Ausschüttung unserer natürlichen Stresshormone helfen uns Energiereserven des Körpers freizusetzen. Jedoch führt eine langandauernde Ausschüttung des Cortisols, durch ein lang anhaltendes Stressgeschehen, letztendlich zu negativen körperlichen und psychischen Auswirkungen. Diese negativen Auswirkungen können den Weg in ein Burnout ebnen.

Um diesen schlechten Verlauf zu unterbinden ist die Herstellung und Aufrechterhaltung einer Work-Life-Balance (WLB) bestens geeignet. Zumal Langzeitstressoren wie z. B. anhaltender Arbeitsstress, mediale Präsenz, Selbstoptimierung, Beziehungsprobleme, Schlafmangel und andere Stressoren anscheinend zu unserem Leben dazugehören. Indem dieses chronische Stressgeschehen eine anhaltende Produktion von Cortisol (in der Nebennierenrinde) hervorruft, wird ein krankmachender Kreislauf in Gang gesetzt. Da ich selbst vor Jahren unter den „Nebenwirkungen" einer lang anhaltenden Cortisol Ausschüttung gelitten habe (massive Schlafstörungen, Überempfindlichkeit u. Gereiztheit), fand ich in der Herstellung einer gesund machenden Work-Life-Balance ein passendes Gegenmittel.

Durch Gespräche in den verschiedenen Ausbildungskursen zum Kranken- oder Altenpfleger*innen erfuhr ich vom Personal- und Zeitmangel, der sich zwangsläufig negativ auf die praktische Ausbildung auswirkte. Das häufige „Einspringen" (zusätzlicher Dienst), weil Personal krankheitsbedingt ausfiel, wurde fast zum Alltag. Da die Auszubildenden neben der praktischen Arbeit noch viel theoretischen Lernstoff zu bewältigen haben, sind Anzeichen einer Überforderung nicht selten. Vor ca. zwei Jahren las ich das erste Mal, von einem Burnout, welches bei einem Auszubildenden im dritten Ausbildungsjahr aufgetreten war. Die Tatsache, dass Burnouts beim gesamten Pflegepersonal zugenommen haben ist alarmierend.

Von daher habe ich es mir zur Aufgabe gemacht, insbesondere dem Pflegepersonal, von der gesunderhaltenden Möglichkeit durch die Aufrechterhaltung einer Work-Life-Balance zu berichten. Nun erfolgten viele Recherchestunden, die sich über mehrere Jahre erstreckten, in denen ich Infos zusammen getragen und ausgewertet habe. In Artikel und Bücher sowie in Fernsehsendungen und Beiträge im Internet wurde ich fündig. Jedoch stieß ich bei meinen Recherchen nicht auf ein weit umfassendes und zusammenhängendes Skript, welches das Thema Work-Life-Balance beinhaltet, deshalb entwarf ich selber ein Skript. Mein erstes Skript umfasste rund 24 DIN-A4-Seiten, das letzte rund 73 DIN-A4-Seiten. Das dieses Skript nun als Buch vor Ihnen (Dir) liegt, verdanke ich dem Buchlektorat von Vincentz Network, mit seinem Leiter Herrn Klaus Mencke und seiner Mitarbeiterin Frau Bettina Schäfer.

Danken möchte ich auch den ehemaligen Schüler*innen (von Kurs 10/13) der Gesundheits- und Krankenpflegeschule der Rheinischen Kliniken in Düren. Ebenso den Auszubildenden des Altenpflegeseminars (vom Kurs A 47) der Pflegeschule im MaxQ in Düren. In beiden Ausbildungseinrichtungen traf ich auf interessierte Menschen, die mich durch ihr Hinterfragen immer wieder motivierten am Thema „dranzubleiben".

Einen besonderen Dank gilt meiner Freundin, Frau Brigitte Kramp, die als Diplomsozialpädagogin in Bonn tätig ist. Durch ihr konstruktives „Zweitlesen", welches auch kritische Nachfragen mit sich brachte, konnte ich fortlaufende Verbesserungen ins Skript einfließen lassen. Ebenso erkannte ich durch Ihre Intervention, dass sich einige Gedankengänge erweitern und verbessern ließen.

Mit Enthusiasmus und Freude gelang es mir, das Buchprojekt: Work-Life-Balance zu Ende zu bringen.

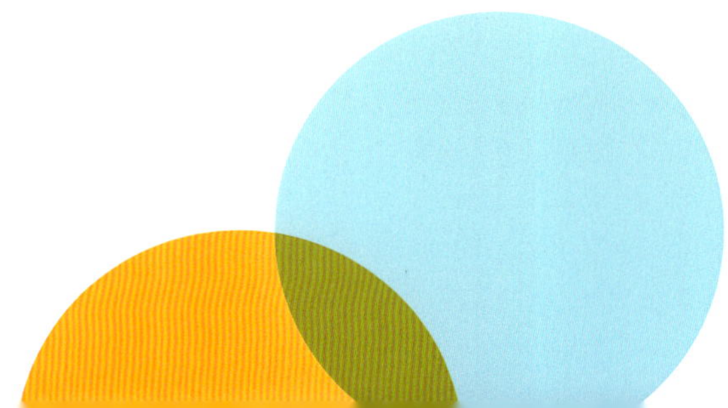

Vorwort

Wer als examinierte Pflegekraft tätig ist, setzt seine/ihre helfenden Hände im direkten Kontakt fachkompetent ein. Das professionelle und persönliche Gespräch gehört ebenso zum pflegerischen Alltag. Gerade im Zeitalter der Digitalisierung werden diese Fähigkeiten umso dringender gebraucht. Was aber ist, wenn die fürsorglichen und liebevollen Helfer ausgebrannt sind? Vom Ausgebrannt-Sein (Burn-out) ist das Pflegepersonal überdurchschnittlich hoch betroffen.

Die Arbeit einer Altenpflegerin/eines Altenpflegers, einer Krankenschwester/ eines Krankenpflegers bzw. die einer Pflegefachfrau und die eines Pflegefachmannes enden quasi nie. Denn nicht die Erledigung der mannigfaltigen Aufgaben bestimmt das Schichtende, sondern vielmehr die Uhr. Wenn wir nach Hause gehen, sind unsere Heimbewohner, Patienten/Klienten oder Kunden weiterhin auf die Hilfestellungen und Pflegebehandlungen von uns angewiesen. Durch die mündliche und schriftliche „Übergabe" an unsere nachfolgenden Berufskollegen werden aktuelle Informationen zu den uns Anvertrauten weitergegeben. Danach können wir hoffentlich mit einem beruhigenden Gefühl nach Hause gehen.

Aus den Medien hören wir immer häufiger, dass in deutschen Kliniken und Altenheimen immer mehr Pflegekräfte am persönlichen Limit angelangt sind. Das Wort vom „Pflegenotstand" macht die Runde. Kaum irgendwo in der Arbeitswelt bleiben Stellen so lange unbesetzt wie in pflegerischen Berufen. Wir alle kennen die Situationen von Personalengpässen, wenn jedoch diese Situationen zum Dauerzustand werden, wenn immer mehr Arbeit in kürzerer Zeit zu erledigen ist, dann entsteht zwangsläufig eine Überforderung. Hierdurch können wir unsere Arbeit an und mit den uns Anvertrauten nicht mehr zufriedenstellend erledigen. Dann können wir nicht mehr mit einem beruhigenden Gefühl nach Hause gehen.

Nicht nur examinierte Pflegekräfte erfahren in ihrem Berufsfeld Überforderungen, ebenso kommt es schon in der Ausbildung zur Pflegefachfrau und zum Pflegefachmann zu Überforderungen. Die Auszubildenden lernen von Beginn an eine Arbeitswelt kennen, in der Personal- und Zeitmangel alltäglich sind. Der Personalmangel kann dann dazu führen, dass die Auszubildenden im dritten Ausbildungsjahr bereits als vollwertige Pflegekräfte eingesetzt werden. Ihre zugeteilten Praxisanleiter, die ihnen zur Seite stehen und sie anleiten sollen, haben allzu oft keine Zeit für sie oder sie sind in anderen Schichten eingeteilt. Dass die Auszubildenden unter diesen Umständen leiden, ist sehr verständlich.

Eine strukturelle baldige Veränderung ist dringend notwendig. Hier sind alle Verantwortlichen, die Pflegebetreiber, die Verbände mit ihren Mitgliedern im Deutschen Pflegerat (DPR) und die Politiker gefordert, Antworten zu geben und neue Konzepte zu entwickeln.

Neben den dringend notwendigen strukturellen Änderungen sind die individuelle Sichtweise und die Gesundheitsfürsorge der in der Pflege beschäftigten Menschen zentral. Die Auswirkungen einer belastenden Arbeitssituation wirken sich unterschiedlich auf die Betroffenen aus. Was den einen belastet, nimmt der andere kaum wahr.

Um dem pflegerischen Arbeitsalltag und seinen umfangreichen Anforderungen gerecht zu werden, benötigen wir Pflegekräfte eine stabile körperliche und psychische Verfassung. Um diese zu erlangen, ist die Beachtung einer Balance zwischen dem Arbeits- und Privatleben wichtig.

In meiner nachfolgenden Ausarbeitung zu einer gesunden Work-Life-Balance (WLB), kannst du dir die Fragen stellen: Was kann ich selber ändern? – Was ist für mich hilfreich und auch umsetzbar? – Was tut mir wirklich gut?

Ich wünsche dir jedenfalls viel Ausdauer und auch ein wenig Spaß beim Studieren dieses umfangreichen Skriptes.

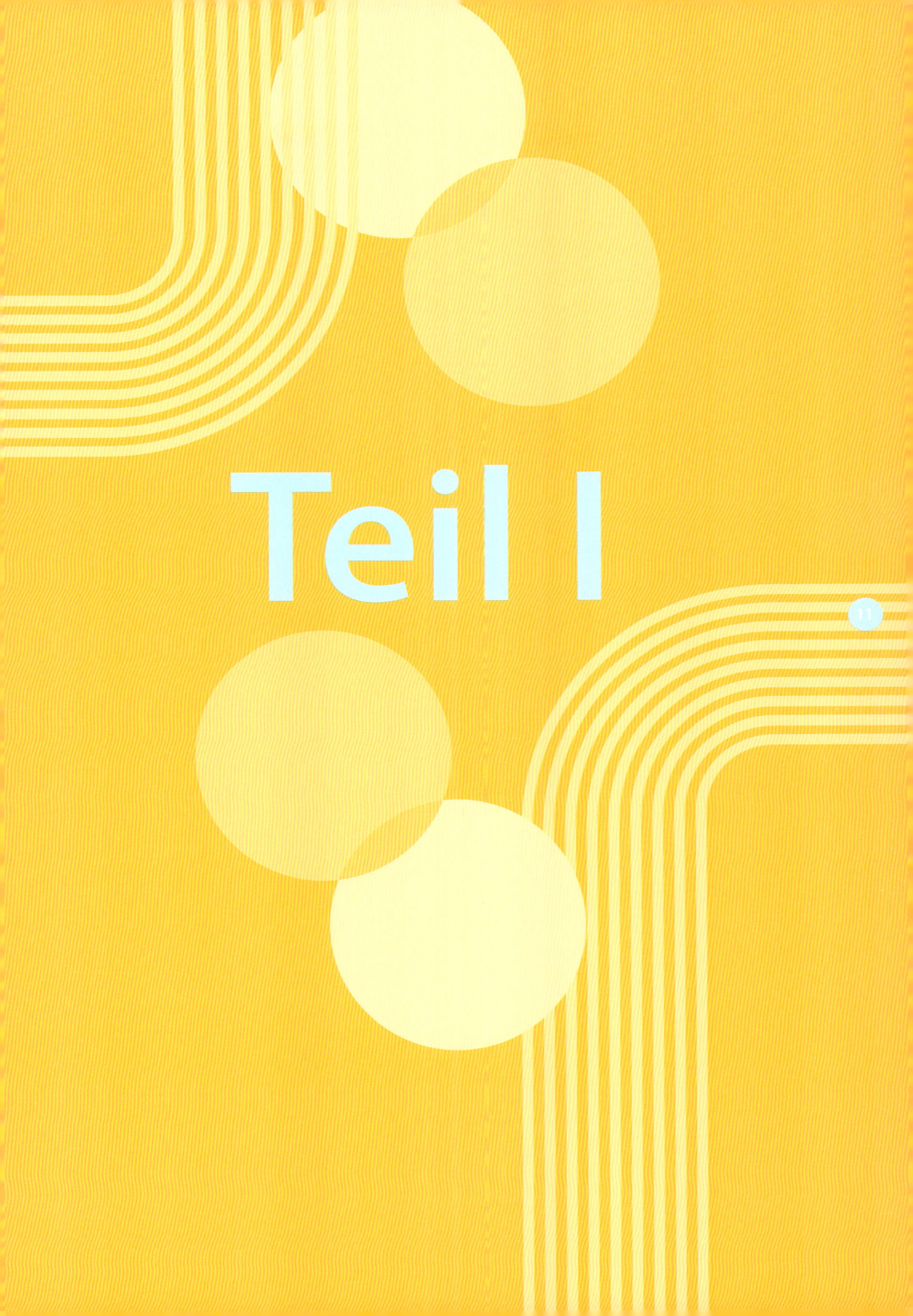

Teil I

Definition und Einführung

Work-Life-Balance ist die englische Bezeichnung für die Ausgewogenheit von Arbeits- und Privatleben. Eine gesunde Work-Life-Balance aufzuweisen ist sicherlich ein lohnenswertes Ziel – oder? Gibt man bei Google den Begriff Work-Life-Balance ein, wird dem Suchenden eine Unmenge von Ergebnissen angezeigt. Der Begriff „Work-Life-Balance" steht für einen Zustand, in dem Arbeits- und Privatleben miteinander in Einklang stehen. Die Vereinbarkeit von Anforderungen und Interessen des Arbeits- und Privatlebens hängt sowohl von den organisatorischen Bedingungen als auch von der persönlichen Wahrnehmung und dem individuellen Verhalten ab. Gelingt ein Gleichgewicht zwischen dem Arbeits- und dem Privatleben, wirkt sich dies sehr positiv auf die Person, die Arbeits- und Freizeitwelt und auf die Gesellschaft aus.

Vielleicht kann ich dir, der Leserin/dem Leser, mit diesem Skript den einen oder anderen Hinweis oder Anstoß geben, um zu deiner erfolgreichen Work-Life-Balance zu finden?

(Da ich dich als Leserin/als Leser in einigen Passagen persönlich ansprechen möchte, verwende ich „du" als Ansprache! Ebenso verwende ich „wir" und „uns" häufig, um insbesondere zum Ausdruck zu bringen, dass ich mich als Verfasser in der beschriebenen Erörterung ausdrücklich einbeziehen möchte. Bewusst ist mir, dass du die Bezeichnungen „wir" und „uns" nicht immer für dich annehmen kannst, weil wir alle einmalig und individuell sind.)

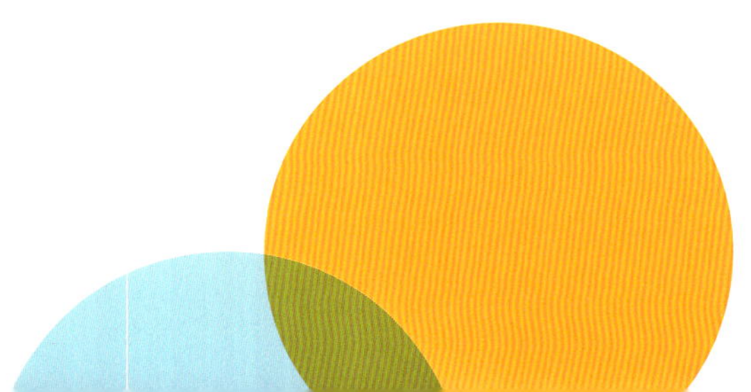

Bestandsaufnahme und Work-Life-Blending

Wir leben häufig in einer ständigen Überforderung. Wir hasten und rennen und haben doch das Gefühl, nicht dort anzukommen, wo wir hinwollen. Wir geben unser Bestes und sind doch nicht ganz zufrieden. Der Arbeitsalltag wird zu einem Wettlauf gegen die Zeit und eine Menge an Aufgaben. Umso wichtiger wird es für alle Beteiligten, wie Dr. v. Hirschhausen es empfiehlt, Humor in die Pflegewelt zu integrieren. Frei nach dem Motto: HUMOR HILFT HEILEN (eine Stiftung Dr. v. Hirschhausens).

Nach der Beendigung eines Arbeitstages, der mit Hin- und Rückfahrt auch über 10 Stunden dauern kann, bleibt deutlich weniger Zeit für den Feierabend übrig. Des Weiteren greifen viele kurz nach Feierabend gleich noch mal zum Smartphone, rufen WhatsApp-Nachrichten und oder E-Mails ab, checken die Termine für den nächsten Tag oder erinnern die Kollegin an wichtige Infos für den nächsten Arbeitstag.

Eine um sich greifende Arbeitsoptimierung lautet: Work-Life-Blending. Darunter versteht man die Vermischung zwischen beruflichen und privaten Belangen. Die Digitalisierung ermöglicht eine flexible Überlagerung von beruflichen wie privaten Aktivitäten, losgelöst von Zeit und Ort. Das bedeutet letztendlich, dass ich Berufliches zu jeder Tages- und Nachtzeit, wenn es erforderlich ist, zu erledigen habe. Es entsteht eine Art von dauerndem Bereitschaftsdienst, dazu gehört, selbst im Urlaub erreichbar zu sein. Anderseits kann ich private Interessen nach individuellen Zeiten in meinem Tagesablauf integrieren. Vermutlich stehen jedoch am Ende die beruflichen Interessen an erster Stelle.

Profitstreben und der Zwang zur Vernetzung sowie zur Selbstoptimierung kann leicht in Überlastung ausarten. Die Erkenntnis, dass man nicht alles optimieren kann, wird sich mit der Zeit von alleine ergeben. Wenn ich lese, die Arbeitszeit ist in unserer Leistungsgesellschaft nichts anderes als ein „anderer Aggregatzustand von Geld", dann habe ich die Befürchtung, dass aus der digitalen Selbstoptimierung schließlich nur eine Ausbeutung unserer Arbeitskraft entsteht. Durch diese Verschmelzung von Arbeit und Freizeit kommen am Ende Privatheit und wertvolle Lebenszeit abhanden. Auch die häufig durchorganisierte Freizeit kann zu einer neuen Form von Arbeit werden. Die Trennung zwischen Beruf und Lebensalltag wird in unserer medialen und schnelllebigen Zeit zu einer immer größer werdenden Herausforderung.

Jeder ist aufgefordert, seine ganz persönliche Work-Life-Balance zu finden! (Damit du vor lauter Arbeit am Ende nicht dein Leben verpasst.)

Beziehungen als Stressdämpfer und das Beziehungshormon Oxytocin

Ein gutes Verhältnis zu den Arbeitskollegen wirkt sich positiv auf die Berufszufriedenheit aus. Zudem liegt die Ursache für psychische Belastungen am Arbeitsplatz häufig bei schlechten oder gar kaum vorhandenen Beziehungen zu Arbeitskollegen. Daher wäre es gut, Arbeitskontakte zu pflegen und dich an gemeinsamen Aktivitäten zu beteiligen. Stressfreie Pausen sind im Miteinander äußerst wichtig. Ein gemeinsamer Spaziergang an der frischen Luft ist auch sehr zu empfehlen.

Achtung, manipulative Interaktionsmuster („Du bist der Beste – der Ideenreichste" u. a.) gibt es häufig in unserem Arbeits- und dem Privatleben. Wenn du das Gefühl hast, du wirst ausgenutzt, dann solltest du es zur Sprache bringen, weil ein „Ausgenutzt-Werden" dich mit der Zeit überlastet.

„Ja sagen", wenn ich in Wirklichkeit „Nein meine", ist nicht ehrlich sich selbst gegenüber. Denn etwas zu machen, was ich eigentlich nicht will, ist negativer Stress. Nein zu sagen, fällt jedoch häufig schwer. **Wir fürchten, Erwartungen zu enttäuschen**. Insbesondere im Berufsleben funktionieren wir, indem wir mehrere Aufgaben auf einmal annehmen. Dies kann aber in der Ausführung der Aufgaben dazu führen, dass wir in der Konzentration und der Gründlichkeit Abstriche machen müssen. In solchen Situationen ist es auf Dauer besser, deutlich zum Ausdruck zu bringen, was ich möchte und gut finde. Humane Vorgesetzte wissen das und erwarten deshalb klare „Neins". Sie auszusprechen erfordert ein wenig Mut und genügend Selbstbewusstsein.

Nein zu sagen für mehr Selbstbestimmung und Lebensfreude gehört auch in privaten Beziehungen dazu. Ob es sich um den Lebenspartner, die Familie oder Freunde handelt, in diesem Miteinander geht es häufig um Gefühle und Verletzungen. Deshalb lassen wir in diesem Beziehungsgeflecht besondere Vorsicht walten. Jedoch, es in einem nicht ausgesprochenen Nein auszuhalten, führt erfahrungsgemäß nicht zu einer langfristigen Zufriedenheit.

Der Partner sowie eine intakte Familie (Kinder, Geschwister) sind eine wichtige Ressource in Bezug auf Stressdämpfer. Deshalb ist es ratsam, Familienkonflikte nicht in komplette Zerwürfnisse ausarten zu lassen, denn die Verletzung des biologischen Prinzips der Blutsverwandtschaft ist ein starker Stressor. Freunde zum Gespräch und für Interaktionen regelmäßig zu treffen, um vom erlebten Ärger mehr Abstand zu bekommen, ist sehr hilfreich. Diese Möglichkeit ist insbesondere für Singles eine gute Ressource im Verarbeiten vom Alltagsstress.

Negativer Stress wird gefördert durch: zu viele Kontakte (Facebook und Co.), Massenveranstaltungen, die nicht selten einen erhöhten Stressfaktor mit sich bringen, und Menschen, die uns mit ihrer hauptsächlich negativen Lebenseinstellung belasten, sogenannte „Energiefresser".

In der Fernsehsendung „Rundum gesund" im SWR sagte Dr. Hans-Otto Thomashoff (Psychiater), am 13.01.2020: *„Das Wesentliche fürs Wohlbefinden ist, in Beziehungen zu sein. Wir setzen in unserer Gesellschaft immer auf das schnelle Glück. Wir rennen dem Antreiber, dem Dopamin-System unseres Gehirns, wie Süchtige hinterher."* Nach seiner Ansicht sind aber fürs Wohlbefinden die Beziehungen wesentlich und damit ist das Beziehungshormon Oxytocin wichtiger als das Hormon Dopamin.

Zum Wechselspiel der Hormone sagte er: *„Es gibt das Motivationshormon, den Motivationstransmitter, das Dopamin, welches den Kick macht. Egal, um was es geht, ums Essen, um irgendwas zu schaffen, ums Glücksspiel, um Sex, immer ist Dopamin der Antreiber. Wenn dann gelingt, was ich versuche, gibt es als Belohnungshormon Endorphin, ein körpereigenes Morphin, das bewirkt das ruhige Zurückziehen, welches in die Richtung Zufriedenheit geht.*

Als Drittes kommt das Beziehungshormon Oxytocin dazu, das schon an der Mutterbrust aufgesogen wird, das Hormon für den Milcheinschuss bei Frauen. Das ist das Hormon, was uns in Bindungen geborgen, aufgehoben und wohlfühlen lässt. Was so wichtig ist, aber leider oft zu Gunsten des Dopamins vernachlässig wird."

Des Weiteren meinte er: *„Die Hauptsache ist, sich in Beziehung wohlzufühlen. – Wenn Sie verliebt sind, ist ihnen der Rest wurscht. Dann sind Sie glücklich, herrlich ist das. Wenn ich mich in Beziehung aufgehoben fühle, dann ist das der zentrale Baustein, dafür kann ich aktiv sorgen, das kann ich mitgestalten."*

An dieser Stelle möchte ich bewusst machen, dass für uns Pflegekräfte die Beziehungen zu den von uns zu pflegenden und betreuenden Menschen wichtig sind, um Zufriedenheit und Anerkennung im Berufsleben zu erlangen. Leider wird uns aber durch die momentane Personalsituation und den dadurch entstehenden Zeitdruck das Bestreben, mit den uns Anvertrauten in professioneller Beziehung zu stehen, sehr erschwert.

In Bezug auf eine professionelle Beziehung ist der Aspekt Mitleid ein bedenkenswertes Geschehen. Wenn wir Mitleid für die zu Pflegenden empfinden, mit den Betroffenen mitleiden, können wir uns schnell durch zu viel Anteilnahme (Empathie) in negativ erlebten Gefühlsqualitäten wie Schmerz und Leid verlieren. Mitleiden kann uns auch die Fähigkeit nehmen, professionell helfen zu können. Ein fortwährendes Mitleiden führt uns auf Dauer zu einem massiven „empathischen Stress" und damit ist die Gefahr, in einen Burn-out zu geraten, stark erhöht. Anders verhält es sich, wenn wir für den uns anvertrauten Menschen **Mitgefühl anstatt Mitleid empfinden**. Um Mitgefühl zu haben, muss man sich auch in die Gefühlswelt (Emotionen) des Betroffen einfühlen können, jedoch geht das Einfühlen nicht so tief wie ein Mitleiden. Wir sind weiterhin fähig, unsere Hilfe und Unterstützung dem Hilfsbedürftigen anzubieten. Wir stehen dem Hilfsbedürftigen zur Seite und dieses „Gebraucht-Werden" gibt uns wiederum ein gutes Gefühl.

Ebenso zeigen wir Mitgefühl, wenn wir uns mit den Pflegebedürftigen freuen können und ihre positiven Emotionen teilen. So wird unser Mitgefühl zu einem entscheidenden Faktor für die emotionale Intelligenz, die wir in unserem Berufsfeld brauchen.

Zum Thema des Miteinanders im heutigen medialen Zeitalter befragt, sagte Dr. Thomashoff: *„Mit WhatsApp, mit Likes bei Facebook fehlt das Wesentliche im Miteinander, was man Resonanz (Mitschwingen oder Mittönen eines Körpers mit einem anderen) nennt. Wenn man sich gegenübersitzt, nimmt unser Gehirn unbewusst wahr, wie der andere gerade drauf ist, und so schwingen wir miteinander. Wenn wir uns anlächeln, dann kommt ein Wohlbefinden auf, daran ist auch Oxytocin beteiligt. Das alles habe ich bei den digitalen Medien nicht, höchstens eine kurze Bestätigung.* ***Das wichtige Miteinandersein brauchen wir wie die Luft zum Atmen und das fehlt häufig heutzutage****."*

Der Begriff der Resonanz wurde aus der Physik übernommen. Der Soziologieprofessor Hartmut Rosa definiert seine Resonanztheorie als ein gesellschaftliches Phänomen, welches sich aus einem grundlegenden menschlichen Streben nach resonanten Beziehungen ergibt. In einem Interview für Spiegel Online (21.03.2016) sagte er: *„Resonanz ist die Grundsehnsucht nach einer Welt, die einem antwortet. Und die in jedem Menschen angelegt ist, weil wir Beziehungsmenschen sind. Wenn diese Sehnsucht eingelöst wird, weil jemand aufgeht in einem bestimmten Bereich, führt er ein gelungenes Leben."*

Das „Wahrgenommen-Werden", dass ich mich „ansprechen lasse", dass ich in Resonanz (im Einklang) mit anderen Menschen bin, kenne ich aus einem geglückten Lebensalltag. Erst durch das bewusste „In-Beziehung-Stehen" mit den Menschen in meiner (direkten) Umgebung nehme ich meine eigene Lebendigkeit intensiver wahr.

Dass wir Menschen Resonanz als Weg zur Heilung (Gesundung) einsetzen können, schreibt Sarah Peyton in ihrem Buch: Selbstresonanz – im Einklang mit sich und seinem Leben. Sie schreibt auf der Rückseite des Buchcovers: „Mit einem anderen Menschen in Resonanz zu sein bedeutet: Er versteht uns voll und ganz und betrachtet uns mit emotionaler Wärme und Großzügigkeit. Auch mit sich selbst kann man in Resonanz sein. Man kommt in Verbindung mit dem Körper, versteht, was im Gehirn passiert, und kann die innere Stimme transformieren" (unter Transformation versteht man einen Prozess der Veränderung, der dauerhaften Verwandlung).

Die oben aufgeführte emotionale Resonanz wird häufig auch als emotionale Ansteckung bezeichnet. Dieses Geschehen ist bei Babys eindrucksvoll zu beobachten. Wenn mehrere Babys in einem Raum versammelt sind und eines oder zwei von ihnen fangen an zu lachen oder zu weinen, machen die anderen auch schnell mit, im gemeinsamen Chor. Auch wir Erwachsenen lachen bei einem ansteckenden Lachen mit, außer wir verbieten es uns verstandesmäßig.

Wenn wir uns im Miteinander in einer direkten Kommunikation befinden, synchronisieren wir häufig unsere Mimik (den Gesichtsausdruck) und unsere Bewegungen mit unserem Gegenüber. Das Ganze geschieht in der Regel unwillkürlich, ansonsten machen wir uns zum Nachmacher und dieses „Nachäffen" kommt beim anderen Menschen nicht gut an. Durch diesen unwillkürlichen Prozess „spiegeln" bzw. imitieren wir unser Gegenüber und das wiederum kann schließlich dazu führen, dass wir so fühlen und empfinden wie unser Gegenüber. Strahlt unser Gegenüber positive Emotionen aus und beginnt dann der Spiegelprozess, bewirkt das in uns, dass wir uns auch gut und positiv fühlen. Natürlich entsteht das Spiegeln ebenso in traurigen Situationen.

TIPP:

Wenn du dich morgens im Spiegel bewusst eine Zeit lang anlächelst, wird dein Tag positiver verlaufen. Probiere es einfach mal aus!

Da das Beziehungshormon Oxytocin auch beim Sex „seine Hände im Spiel hat", gehe ich nun vollständigkeitshalber auf diese „Affäre" (Umstand) ein. Im Folgenden gebe ich auszugsweise Informationen aus einem Artikel (07.2015), den Nadja Podbregar, die Chefredakteurin vom deutschen Online-Wissenschaftsmagazin scinexx.de ist, wieder. Unter der Überschrift: „Hormonell zum Höhepunkt - Warum der Orgasmus ohne Oxytocin nur halb so schön ist", schreibt Sie Folgendes.

„Beim Sex arbeiten unsere Hormondrüsen auf Hochtouren. Sie schütten Geschlechtshormone, Endorphine und Dopamin aus und bringen damit uns in Hochstimmung und unseren Körper in Erregung. Kommt es dann zum Höhepunkt, folgt eine wahre Schwemme eines weiteren Hormons: des Oxytocins. Innerhalb von Sekunden steigt der Spiegel des Kuschelhormons um das Dreifache an, wie Messungen zeigen. Rein körperlich sorgt dies dafür, dass sich die Muskeln in der Gebärmutter der Frau rhythmisch zusammenziehen, beim Mann reagieren Samenkanälchen und Prostata." (Er ejakuliert.)

„Noch entscheidender aber ist die psychische Wirkung des Oxytocins, denn es entscheidet darüber, wie intensiv wir beim Orgasmus empfinden. Das demonstrierte ein Versuch auf verblüffend eindeutige Weise: Erhielten Männer vor dem Sex oder Masturbieren ein Mittel verabreicht, das die Wirkung des Oxytocins blockiert, kamen sie zwar zum Orgasmus, fühlten sich aber weder sonderlich befriedigt, noch erlebten sie das sonst typische Glücksgefühl."

„Aber auch nach dem Orgasmus ist die Wirkung des Oxytocins noch nicht vorbei. Zusammen mit dem ebenfalls auf dem Höhepunkt ausgeschütteten Hormon Prolaktin sorgt es nun für die Entspannung danach und fördert das postkoitale Kuscheln." (Postkoital bedeutet, nach dem Geschlechtsverkehr.) Umfragen ergaben, dass manche Männer zu einer verstärkten postkoitale Müdigkeit neigen.

Anmerkung: Das hier beschriebene Grundprinzip von den Wirkungen der Hormone bezieht sich natürlich auch auf die Selbstbefriedigung (Masturbation). Ebenso spielt es keine Rolle, ob wir hetero-, homo- oder bisexuell in Sachen menschlicher Liebe und Sexualität „unterwegs" sind. In allen Varianten der sexuellen Orientierung können wir Befriedigung und Wunscherfüllung finden.

Das Oxytocin, den Beinamen „Kuschelhormon" beansprucht, wird uns bewusst, wenn wir nach dem Koitus das Bedürfnis haben, zu kuscheln (sich an den Partner anzuschmiegen). Der Wirkung von Oxytocin werden noch weitere andere Dinge nachgesagt. Zum Beispiel das „Liebeshormon" festigt in uns das Gefühl der Zusammengehörigkeit. Oder die Partnerin/ der Partner erscheinen einem noch attraktiver als sonst. Häufig lässt es sich nach dem Sex (beim Kuscheln) auch außergewöhnlich gut miteinander reden. Manche Forscher, wie René Hurlemann (Professor für Psychiatrie und Psychotherapie an dem UKB-Bonn) gehen davon aus, dass Oxytocin in unseren Paarbindungen eine wesentliche Rolle spielt. Oxytocin ist das Bindemittel in unserer Beziehung, es hält uns zusammen abseits der akuten Verliebtheit.

Sexuelles Wohlbefinden wird wohl für die meisten von uns ein berechtigtes Grundbedürfnis darstellen. Dass eine erfüllende und befriedigende Sexualität für unsere Gesundheit wertvoll ist und unsere Lebenslust steigern kann, wird wohl kaum jemand bestreiten. Insbesondere, wenn man sich die oft erwähnten Zustände, die dem Erleben eines sexuellen Höhepunktes nachgesagt werden, bewusst macht. Da wären z.B. eine berauschende und euphorisierende Daseinsfreude, der Verlust jeglicher Kontrolle verbunden mit einer großen Druckentlastung. Obwohl ein Orgasmus in der Regel nur wenige glückselige Sekunden dauert, beim Mann bis zu 12 Sek., bei der Frau bis über 30 Sekunden, ist das Befriedigungserlebnis immer wieder erstrebenswert.

Vielleicht denkt der eine oder die eine nun - der Orgasmus wird in unserer Gesellschaft leicht überbewertet. Das kann schon sein, in den Medien wird das Thema Orgasmus häufig gehypt (stark angepriesen). Wie sieht es aber im Privaten mit dem Sprechen über die sexuelle Erregung und dem Erleben eines Orgasmus aus? Aus meiner Erfahrung sind diese Themen im persönlichen Bereich eher tabu. Zu unser aller Entschuldigung muss ich wohl sagen, wir haben es in unserer Sozialisation nicht gelernt, über den Orgasmus und dem damit verbundenem Geschehen offen zu sprechen.

Dass eine gelebte und befriedigende Sexualität als Stressdämpfer gut funktioniert, ist eine altbekannte Realität. Abschließend zum Thema Beziehungen als Stressdämpfer möchte ich noch auf die Möglichkeit des Ehrenamtes oder der Zugehörigkeit eines Vereins hinweisen, um Alltagsstress abzubauen

Ehrenamtliche Tätigkeiten sind eine gute Möglichkeit, um Anerkennung außerhalb deines Arbeitsplatzes und der Partnerschaft/Familie zu erhalten. Helfen zu wollen und zu können gibt uns ein gutes Gefühl. Eine „soziale Identität", die bewusste Zugehörigkeit zu einer bestimmten Gruppe, kann uns auch guttun. Untersuchungen weisen nach: *„Sich einer Gruppe zugehörig zu fühlen, also eine gemeinsame soziale Identität zu haben, hilft dem Einzelnen auch, besser mit Belastungen fertigzuwerden (Stangel, 2019)."*

Ein Fazit zum Thema Beziehungen könnte demnach sein: Wenn der Umgang mit den Mitmenschen funktioniert, auch soziales Talent genannt, wird man zufriedener.

Stress: Wissenschaftliche Erkenntnisse und körperliche Folgewirkungen sowie die Wirkungen der Stresshormone

Jeder kennt ihn, den Stress. Ein Leben ohne Stress gibt es nicht. Ich bin im Stress oder ich habe Stress, sind häufig gehörte Verlautbarungen. Denkt man an Stress, so ist das bei vielen Menschen mit einem negativen Beigeschmack behaftet. Der Begriff Stress stammt aus dem Englischen und meint so viel wie Anspannung oder Druck. Stress ist kein Zustand, der von allen Menschen gleich wahrgenommen und verarbeitet wird. Es ist vielmehr eine individuelle Reaktion; ansonsten würde jeder Mensch in derselben Situation gestresst reagieren, jedoch dem ist nicht so. Lediglich bei einem lebensbedrohlichen Stressgeschehen reagieren wir alle ähnlich. Die Frage, die sich mir stellt, lautet: Gehört Stress nicht auch wie das Salz in der Suppe zum Leben dazu? – Jedoch ist das mit dem Salz in der Suppe wie mit dem Stress, zu viel davon verdirbt uns den Geschmack.

Wenn du an Stress denkst, welches Gefühl wird dann in dir ausgelöst?

Der Begriff Stress wurde von Hans H. B. Selye (*1907, †1982), einem ungarisch-kanadischer Mediziner, Biochemiker und Hormonforscher, in die Medizin und Biologie eingeführt. Man nennt ihn auch „Vater der Stressforschung". Hans Selye hat den Stressor als den belastenden Reiz von der Stressreaktion, der möglichen Antwort des Organismus, unterschieden. Eine Stressreaktion ist die körperliche und seelische Reaktion auf die Einwirkung von Stressoren, welche das innere Gleichgewicht (Homöostase) stören. Zu unterscheiden sind die Reaktionen auf akute und andauernde (chronische) Belastungen. Bei den Experimenten, die H. Selye durchführte, zeigte sich, dass Menschen auf den gleichen Reiz verschiedenartig reagierten. Bei einigen Menschen wurde der Reiz zum belastenden Stressor, andere wiederum ließen sich nicht aus dem Gleichgewicht bringen. Für den normalen, gesunden Stress prägte Hans Selye den Begriff Eustress. Den krankmachenden Stress nannte er Distress (griech. Dysstress).

Dass die innere Bewertung für das Stressempfinden eine große Rolle spielt, fand der amerikanische Psychologe Richard S. Lazarus (*1922, †2002) heraus.

Für ihn entwickelte sich ein Stressgeschehen aus der Wechselwirkung (Transaktion) zwischen situativen Faktoren der Umgebung und einer denkenden, fühlenden und handelnden Person. Er dokumentierte, dass zwischen dem Stressor und der Stressreaktion die innere Bewertung geschaltet ist. Diese innere Bewertung ist entscheidend für die Ausprägung der resultierenden Stressreaktion. Lazarus fand heraus, dass ein Reiz (Stimulus) an sich gesehen noch keinen Stressor ergibt, sondern erst die entsprechenden körperlichen und psychologischen Reaktionen darauf. Ob ein Ereignis für einen Menschen „stressig" ist oder nicht, liegt an seiner aktuellen und subjektiven Bewertung sowie an seiner möglichen Bewältigungsstrategie (Copingstrategie).

Lazarus beschreibt in seinem Stressmodell drei Arten der Stressbewältigung.

1. Das problemorientierte Coping: Das Individuum versucht durch Informationssuche, direkte Handlungen oder auch durch Unterlassen von Handlungen Problemsituationen zu überwinden oder sich den Gegebenheiten anzupassen. Die problemorientierte Bewältigungsstrategie bezieht sich auf die Ebene der Situation bzw. des Reizes. Bedeutet das für uns, was ich ändern kann, versuche ich zu ändern, was ich jedoch nicht ändern kann, versuche ich anzunehmen? Zum Letztgenannten fällt mir die Äußerung von Karl Valentin ein: „Wenn es regnet, freue ich mich. Denn wenn ich mich nicht freue, regnet es auch!" Karl Valentin war ein großer Meister des Humors. Immer wieder den **Humor in den Lebensalltag** zu **integrieren**, erscheint mir sehr sinnvoll.
2. Das emotionsorientierte Coping: Hierbei wird in erster Linie versucht, die durch die Situation entstandene emotionale Erregung abzubauen, z. B. durch körperliche Bewegung und/oder durch eine Entspannungstechnik. Am schnellsten und effektivsten ist es, mehrere bewusste Atmungen durchzuführen. Wenn du diese Methode ein paarmal übst, dann wird sich diese Reaktion in dein Unterbewusstsein einprägen und du wirst auch in zukünftigen Situationen um einiges gelassener reagieren.
3. Das bewertungsorientierte Coping: Der „Gestresste" vollzieht verstandesmäßig (kognitiv) eine Neubewertung. Die Belastung wird eher als eine Herausforderung angesehen. Herausforderungen sind in der Regel mit positiv gefärbten Emotionen verbunden. Eine positive Programmierung durch formelhafte Vorsätze wie: „Ich schaffe es" – „Ich vertraue auf meine innere Stärke" wirkt unterstützend. Durch diese neue positive Sichtweise können nun Ressourcen frei werden, um angemessen zu reagieren.

Gut ist es, die drei aufgeführten Bewältigungsstrategien zu kombinieren, um dann einen konkreten Problemlösungsansatz zu finden.

Nach Lazarus gehören die Ressourcen zu den wichtigsten Stress-Dämpfern. Ressourcen sind all die Dinge im Leben, die uns Sicherheit und Halt geben. Einige beispielhafte stress-dämpfende Ressourcen sind: ein fester Arbeitsplatz sowie sinnvolle und wertschätzende Tätigkeiten (derzeit, 2020/21, erhalten wir durch die Coronapandemie eindeutig mehr Wertschätzung), glückliche und stabile Partnerschaft, ein gutes soziales Netz (Freundeskreis), Religiosität (in der Gemeinschaft), (Stress-)Intelligenz und Bildung, Selbstbewusstsein, überwiegende Gesundheit sowie finanzielle Sicherheit.

Ziel ist es, am Erhalt und Ausbau der aufgeführten Ressourcen stetig zu arbeiten.

Nach dem heutigen wissenschaftlichen Verständnis wird nicht mehr nach Eustress und Distress unterschieden. Es gibt nur eine Art von Stress, die Menge (Dosis) und die innere Bewertung ist wesentlich dafür, ob der vorhandene Stress krank macht.

Nicht jede Anforderung stellt einen Stressor dar bzw. sie wird nicht automatisch zu körperlichen und seelischen Stressreaktionen führen. Dies ist nur bei solchen Anforderungen der Fall, bei denen wir unsicher sind, ob uns eine Bewältigung (Coping) der Anforderung gelingen kann. Solange wir die Gewissheit haben, eine gestellte Anforderung auch bewältigen zu können, werden wir kaum Stress verspüren, selbst wenn wir uns unter Umständen kräftig anstrengen müssen. Ebenso haben wir ein gutes Gefühl, wenn wir innerhalb eines Stressgeschehens die Kontrolle behalten und das Geschehen jederzeit beenden können.

Im Alltag immer wieder eine Gedankenhygiene durchzuführen ist sehr sinnvoll. Wir beschäftigen uns allzu häufig sorgenvoll mit der Zukunft oder holen uns immer wieder negative Erinnerungen aus der Vergangenheit herbei. Eine alltägliche Gefahr, in einen dauerhaften Stresszustand zu geraten, besteht insbesondere darin, sich tagtäglich zu lange und zu intensiv mit den negativen Nachrichten zu beschäftigen. Es gibt kaum einen Tag, an dem es nicht besorgniserregende Ereignisse auf unserem Planeten gibt. Wenn wir uns nun immer wieder, z. B. durch unser Smartphone, quasi im Stundentakt, mit diesen Negativ-Nachrichten gedanklich auseinandersetzen, löst das in unserem Gehirn und dem gesamten Körper einen dauerhaften Stresszustand aus. Das sagt die Neurowissenschaftlerin Maren Urner in dem Artikel „Im Sog der Katastrophen" (Apothekenumschau 08.20). Von daher erscheint es mir notwendig, unseren Medienkonsum bewusst einzuschränken. Du bist das, was du in dein Gehirn hineinlässt! Deine aufkommenden Gedanken zu kontrollieren, damit du nicht im Hamsterrad negativer Gedanken bleibst, und sie durch einen Positiv-Denkmodus zu ersetzen, ist eine lebenslange Aufgabe. Der Aspekt des Positiv-Denkmodus wird im Teil II ausführlicher erörtert.

Da unsere Seele, unser Geist und unser Körper eine Einheit bilden, können wir relativ schnell erkennen, dass sich ein Stressgeschehen aufbaut. Körperliche Warnsignale sind individuell und verschiedenartig ausgeprägt. Wir können anfangen vermehrt zu schwitzen oder uns wird kalt. Das Herz fängt an zu rasen, in der Magengegend entsteht ein Druckgefühl, Urin- und Stuhldrang setzen vermehrt ein. Wir verkrampfen uns und beißen die Zähne aufeinander. Sobald wir unsere körperlichen Warnsignale als ein vermeidbares Stressgeschehen erkannt haben, können wir auch direkt etwas dagegen unternehmen. Bewährt hat es sich, eine bewusste Atmung durchzuführen. Dies geschieht, indem wir zum Beispiel die Augen kurz schließen und drei tiefe Ein- und Ausatmungen durchführen. Dabei sollte die Einatmungszeit kürzer sein als die Ausatmungszeit. Im Teil II über die Work-Life-Balance gehe ich noch näher auf die positiven Auswirkungen eines bewussten Atmens ein.

Selbstreflexion

Welche körperlichen Reaktionen stellen sich bei dir ein, wenn du mit einem starken Stressgeschehen konfrontiert wirst? – Und welche Gegenmaßnahmen haben sich bewährt?

Adrenalin und Noradrenalin sind die Hormone, die uns in akuten Stresssituationen seit Urzeiten explosionsartig reagieren lassen. , z. B. bedrohte uns ein wildes Tier, dann hieß es: Kämpfen oder Wegrennen. Egal, wie wir uns entschieden, für beide Aktionen brauchten wir die schnelle Freisetzung von Energie, um unseren Körper belastungsfähig zu machen. Im beschriebenen Notfall wurde innerhalb von Sekunden die Herzfrequenz erhöht und der Blutdruck (durch Gefäßverengung) gesteigert. Unser ganzer Körper (Nerven und Gehirn) befand sich im Alarmzustand.

Das oben genannte wilde Tier, der Säbelzahntiger brüllt, ich würde mich fürs Wegrennen entscheiden. Einen nahe gelegenen Baum so hoch wie möglich erklettern und von dort oben den hungrigen Tiger beobachten. Mithilfe von Adrenalin und Noradrenalin bin ich gut „hochgekommen“, aber wie geht es nun hormonmäßig weiter?

Da die Stresssituation weiter anhält und ich besonders auf der Hut sein muss, erhalte ich aus meiner Nebennierenrinde idealerweise einen ordentlichen Schub Cortisol. **Cortisol ist das Stresshormon, was uns befähigt, für eine längere Zeit in Alarmbereitschaft zu sein**. Im Gegensatz zu Adrenalin und Noradrenalin wird der Cortisolspiegel im Blut nur sehr langsam abgebaut. Das kommt mir auf dem Baum zu Gute, zumal ich dadurch den Tiger weiterhin sehr aufmerksam im Auge behalten kann.

Weil sich im Moment nichts Gravierendes in der beschriebenen Situation ereignet, nutze ich die Zeit aus, um kurz die physiologische Aktivierungsreihe der Stresshormone zu erörtern. Bei einem Stressgeschehen beginnt die Aktivierungskette im Hypothalamus (einem Abschnitt des Zwischenhirns) und geht über die Hirnanhangsdrüse (Hypophyse) bis zu den Nebennieren. Dort erfolgt die Freisetzung von Adrenalin, Noradrenalin und Cortisol (aus der Nebennierenrinde) ins Blut hinein. Durch dieses natürliche Geschehen werden der Blutdruck und der Blutzuckerspiegel stark erhöht und alle Sinne sind aktiviert. Somit ist unser gesamter Körper auf eine bevorstehende Maximalleistung eingestellt.

Zurück zum Fallbeispiel. Indem der Tiger erkennt, ich bin nicht bereit, hinunter zu steigen, zieht er schließlich immer noch hungrig von dannen. Nun kann ich im Verbund mit dem freigesetzten Cortisol erleichtert vom Baum hinunterklettern. Weil mir die freigesetzte Energie noch zur Verfügung steht, laufe ich so schnell wie möglich in meine nahegelegene Höhle. Da ich mich dort sicher fühle, kann mein hochgefahrenes Stresssystem nun allmählich zur Ruhe kommen. Die herausfordernde Situation habe ich erfolgreich gemeistert, zur Belohnung schüttet mein Körper Dopamin aus. Dopamin (ein Neurotransmitter) gehört zu der Gruppe der Glückshormone, die uns ein gutes Gefühl geben. Ich darf mich also regenerieren, um für das nächste Stressgeschehen gestärkt zu sein.

In meinem fiktiven Beispiel beschreibe ich die natürlichen hormonellen Reaktionen, die uns die Evolution erfolgreich in die Wiege gelegt hat, um zu überleben.

In unserer Entwicklungsgeschichte haben wir unmittelbar auf Stresssituationen mit körperlichen Aktivitäten reagiert. Dieses Verhalten war folgerichtig, weil die freigesetzte Energie sofort in Bewegung und körperliche Leistung verwandelt wurde. Dieser natürliche Mechanismus ist uns heutzutage in unserer Arbeits- und Alltagswelt weitgehend genommen worden. Unsere (herausfordernden) Stresssituationen sehen gegenwärtig wesentlich anders aus. Uns bedroht in der Regel kein wildes Tier oder der „wildgewordene" Personalchef, dafür aber ein Arbeitsalltag mit vielen verschiedenen Aufgaben und Anforderungen, die in unserer medialen und schnelllebigen Zeit an Umfang stetig zunehmen. Auch Stress, den wir als positiv ansehen, wird, wenn er zu lange anhält, zum negativen Stressfaktor. „**Allein die Dosis macht es, ob ein Ding zum Gift wird, oder auch nicht**" (Ausspruch von Paracelsus *1493, †1541, modifiziert).

Wie schon erwähnt, produziert unser Körper bei lang anhaltendem Stress vermehrt das Hormon Cortisol. Diese körperliche Reaktion ist die Antwort auf eine Gefahr (Stressgeschehen) und von daher sinnvoll, damit wir unseren Organismus lange Zeit wachsam und in Alarmbereitschaft halten können. Jedoch ist unser Körper nicht dazu geschaffen, diesen Stresszustand anhaltend aufrechtzuerhalten. Denn Cortisol hat die unangenehme Eigenschaft, in höheren Dosen und bei längerer Einwirkung (Dauerstress) zum Zellgift zu werden. Die Folgen daraus sind chronische Blutdruckerhöhung, Insulinresistenz, Erhöhung der Blutfettwerte sowie eine komplexe Beeinflussung des Gehirnstoffwechsels. Auf lange Sicht besteht nun die Gefahr, einen Herzinfarkt oder einen Hirnschlag zu erleiden, ebenso können psychische Erkrankungen oder eine Depression entstehen. Umso wichtiger ist es, dass unser angekurbelter Stoffwechsel nach dem Abklingen des Tagesstresses wieder auf Normalniveau zurückfährt. Deshalb hat das körpereigene Cortisol auch einen natürlichen Gegenspieler mit Namen Dehydroepiandrosteron (DHEA). Das DHEA ist ein Antistresshormon, welches wie das Cortisol und das Adrenalin/Noradrenalin in der Nebennierenrinde hergestellt wird. Leider ist es aber so, dass die Herstellung von DHEA mit zunehmendem Alter reduziert wird. Im Gegensatz dazu lässt die Cortisolproduktion beim vorhandenen Dauerstress nicht nach, auch nicht im hohen Alter. Ergo werden wir alle im Alter stressempfindlicher!

Das auf Seite 15 erörterte Beziehungshormon Oxytocin ist auch ein wirksamer Gegenspieler des Stresshormons Cortisol. Es kann uns somit bei der Stressbewältigung helfen und es wird auch noch im hohen Alter produziert, insbesondere, wenn wir in zufriedenen Beziehungen leben. Es fördert soziale Bindungen und hilft Einsamkeit zu überwinden. Randbemerkung: Allein lebend heißt nicht automatisch einsam sein, denn für ein gutes soziales Netzwerk kann sich jeder einsetzen. Oxytocin ist ein Hormon der Hirnanhangdrüse (Hypophyse) und ein Neurotransmitter (Botenstoff des Nervensystems) des Gehirns. Es hält den Blutdruck und die Amygdala, den Mandelkern, in Schach. Der Mandelkern wird als Angstzentrum bezeichnet, weil dort vor allem die Entstehung von Angstgefühlen verankert ist. Wissenschaftliche Untersuchungen konnten nachweisen, dass das Oxytocin-System insbesondere für die Paarbindung und die Mutter-Kind-Beziehung eine entscheidende Rolle spielt.

Ebenso konnten mehrere Studien (zuletzt aus Bochum 2019) die erhöhte Hormonproduktion von Oxytocin beim Kontakt mit Haustieren nachweisen und damit belegen, dass Haustiere zufriedener machen.

Abschließend zum Thema Stressbewältigung: **Unser natürliches Stress-System ist,** ob jung oder alt, **nicht auf Dauerstress vorbereitet**. Deshalb stellt eine gute Work-Life-Balance auch eine ideale Prävention gegen zu viel Alltagsstress dar.

Es ist lebenswichtig im wörtlichen Sinne, mit geeigneten präventiven Maßnahmen dafür zu sorgen, dass man dem Zuviel vom Stresshormon Cortisol und seinen auf Dauer krankmachenden Wirkungen nicht ausgeliefert ist. Nachfolgend führe ich verschiedene Möglichkeiten auf.

Zeitmanagement-Methoden und Tagesrückblick

Deine selbst gestellten eigenen oder die angeordneten Aufgaben so einzuteilen, dass die wichtigsten Dinge zuerst erledigt werden, scheint das sinnvollste Vorgehen zu sein. Frei nach Franz von Assisi: Mache erst das Notwendige, dann das Mögliche und plötzlich schaffst du auch das Unmögliche!

Um gesund und leistungsfähig zu bleiben, sind Arbeitspausen unerlässlich. Denn jede Aktivierung und Belastung erreicht den Punkt der Ermüdung.

Untersuchungen durch den Psychologen Dr. Johannes Wendsche an der Bundesanstalt für Arbeitsschutz und Arbeitsmedizin haben ergeben, dass der Griff zum Handy oft zur persönlichen Pausengestaltung dazugehört. Doch eine Erholung ist durch dieses Verhalten eher nicht gegeben. Der Experte schreibt: „Oft werden die gesetzlich vorgeschriebenen Zeiten nicht eingehalten. Viele lassen Pausen ausfallen oder machen zu kurze Mikropausen."

Spätestens, wenn wir bei uns Anzeichen der Ermüdung feststellen, ist es gut, eine Pause einzulegen. Die nötige Erholung aufzuschieben, führt auf lange Sicht zu einer Übermüdung und zu gesundheitlichen Beeinträchtigungen. **Wer oft durcharbeitet, läuft Gefahr, unter Nervosität, Kopfschmerzen und Schlafstörungen zu leiden**. Gesetzlich ist nach sechs Stunden Arbeit eine Pause von mindestens 30 Minuten vorgeschrieben. Unterschiedliche Arbeitsbelastungen erfordern häufig vor Ablauf der sechs Stunden eine Arbeitspause. Wenn dies jedoch arbeitstechnisch nicht möglich ist, dann ist jeweils eine längere Pause vonnöten. Auszeiten während der Arbeitszeit helfen uns abzuschalten und erhöhen die Motivation, erneut mit der Arbeit zu beginnen.

Setze dir ein klares Tages- und Wochenziel. Die To-Do-Liste schrittweise abzuhaken, fühlt sich sehr gut an. Jedoch ist es nützlich, sich zwischendurch zu fragen, sind die noch nicht erledigten Aufgaben wirklich so wichtig oder setze ich mich selber zu sehr unter Druck? Wenn du die Tendenz aufweist, möglichst alles perfekt zu machen, dann setzt du dich ebenso unter einen nicht nötigen Druck. Eine Not-to-do-Liste parallel zu führen ist auch hilfreich. In dieser Liste kannst du aufschreiben, was du ab sofort nicht mehr machen möchtest. Schlechte, zeitraubende Gewohnheiten finden hier ihren Platz. Aber ebenso kann sich zeigen, welche Aufgaben du delegieren und abgeben kannst. Aufgaben abzugeben ist eine Kunst, das bezieht sich auf die Arbeitswelt wie auch auf den privaten Bereich. Eine Aufgabe, die du an und für sich sehr gerne machst, abzugeben, sie einem anderen Menschen anzuvertrauen, ist nicht so einfach. Weil du zum Beispiel den Gedanken „Nur ich kann diese Aufgabe wirklich gut erledigen" loslassen musst.

Erkenne deine Zeitfresser. Du glaubst gar nicht, wie viel wertvolle Arbeits- und Lebenszeit dich nebensächliche Aktivitäten kosten (Facebook im 20-Minuten-Takt checken u. a. mediale Aktivitäten). Den Kampf aufzunehmen gegen das Gefühl, nichts verpassen zu wollen, ist immer wieder lohnenswert.

Gut ist es beim sinnvollen Tagesrückblick, sich darüber zu freuen, was alles gelungen ist, was du alles erledigt hast und für die noch nicht erledigten Sachen Prioritäten zu setzen und sie so bald wie möglich anzugehen. Vielleicht hast du Lust, am Tagesende eine Art von Reflexion durchzuführen? Dazu ist das Führen eines Tagebuches sehr zu empfehlen. Dabei brauchst du keine Romane zu schreiben. Ein paar kurze Notizen genügen, um das tägliche Innehalten und Reflektieren zu praktizieren.

Eine Umfrage unter jungen arbeitstätigen Menschen lautete: „Wie soll ein perfekter Tag sein?" – Das Umfrageergebnis lautete: Der perfekte Tag soll vor allem eins sein: abwechslungsreich!

Anstatt von einem perfekten Tag zu sprechen, möchte ich lieber von einem zufriedenstellenden Tag sprechen. Wenn ich im Laufe des Tages verschiedenartige Aufgaben und Herausforderungen erledigt habe, dann kann ich lächelnd auf „meinen Tag" zurückblicken.

Das gelingt natürlich nicht immer, jedoch versuche ich bei der Tagesrückschau den Fokus auf das zu legen, was ich geschafft habe, auch, wenn es an manchen Tagen nicht so viel ist. Für Unerledigtes gibt es noch nachfolgende Tage.

Selbstreflexion

Wie sieht dein „perfekter Tag" (zufriedenstellender Tag) aus?

Bewegungsmangel, Nahrungsmittelüberschuss und Zuckerkonsum

Die Weltgesundheitsorganisation (WHO) prognostiziert für Europa und Nordamerika, dass rund 70 % aller Krankheiten durch unseren Lebensstil mit verursacht werden. Schon heute gilt insbesondere der Bewegungsmangel als zweithäufigste Todesursache in unserer westlichen Welt. Der Frühmensch musste sich noch viel bewegen, um seinen Lebensalltag zu bestreiten. Er musste sich u. a. viel bewegen, um an Nahrung zu gelangen. Körperliche Ausdauerbewegungen gehörten und gehören zum Menschsein. Wir haben heutzutage eine riesiges Angebot an Nahrungsmitteln in den verschieden Supermärkten und wir fahren in der Regel motorisiert zum Einkaufen. Dadurch scheidet eine Gelegenheit aus, um durch die Nahrungsbeschaffung unsere großen Beinmuskeln in Bewegung zu setzen. Des Weiteren besteht die Gefahr, bei so viel Auswahl an Nahrungsmitteln auch viel mehr Nahrung einzukaufen. Nun ist die Verführung groß, dass ich bei meiner Kalorienzufuhr zu üppig zugreife, besonders problematisch sind Fertiggerichte und Fast Food.

Das wiederum bewirkt ein Missverhältnis zwischen Kalorienzufuhr und Kalorienverbrennung. Ich nehme also unweigerlich an Körpergewicht zu.

Besonders gefährlich ist die Gewichtszunahme im Bauchbereich. Hierbei ist nicht das subkutane Fettgewebe (Unterhautfettgewebe) gemeint, welches sich leicht vom Bauch abheben lässt. Sondern das sogenannte viszerale Fett (Fettgewebe in der freien Bauchhöhle). Es umgibt die inneren Organe, insbesondere das Verdauungssystem. Bei allen, die einen sichtbaren Bauch haben, überwiegt meist das Viszeralfett. Die Einlagerung dieses Fettes ist entwicklungsgeschichtlich als biologisch sinnvoll anzusehen, weil dadurch eine Energiereserve bei Nahrungsmangel vorhanden ist. Nur haben wir hier bei uns keinen Nahrungsmangel. Folglich benötigen wir dieses vorsorglich angelegte Fett (als Energiespeicher) nicht mehr. Wenn dieses viszerale Fett nur als unschöne „Stammfettsucht" (Fettverteilung, die hauptsächlich den Körperstamm betrifft), ohne sonstige negativen Einflüsse vorhanden wäre, könnte man relativ gut damit leben. Aber leider ist dem nicht so.

Ganz im Gegenteil, das Viszeralfett hat eine besonders hohe hormonelle Aktivität und diese Eigenschaft steht im Zusammenhang mit der Entwicklung eines metabolischen Syndroms und einer Insulinresistenz. Das metabolische Syndrom ist eine Sammelbezeichnung für verschiedene Krankheiten und Risikofaktoren, die stoffwechselbedingt sind (z. B. Gefäßleiden,Herz- und Kreislauferkrankungen). Unter einer Insulin-

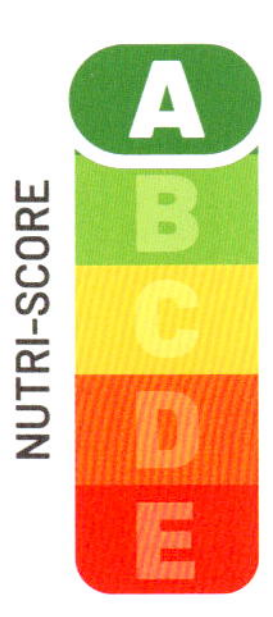

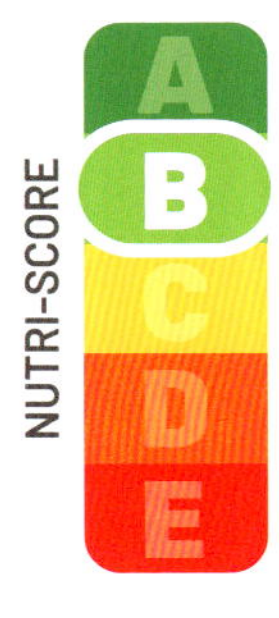

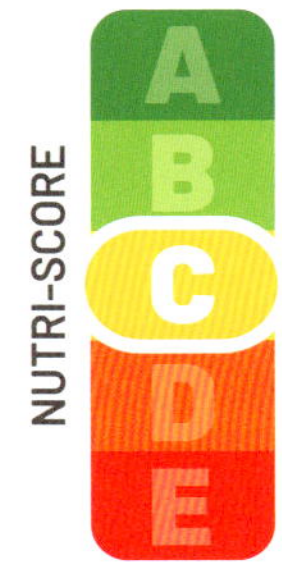

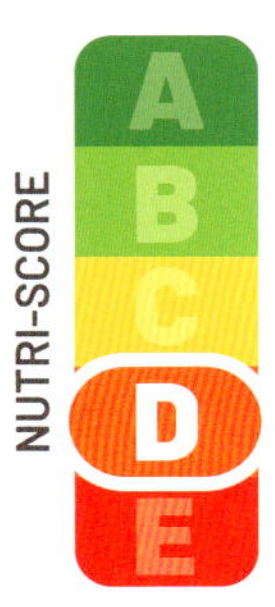

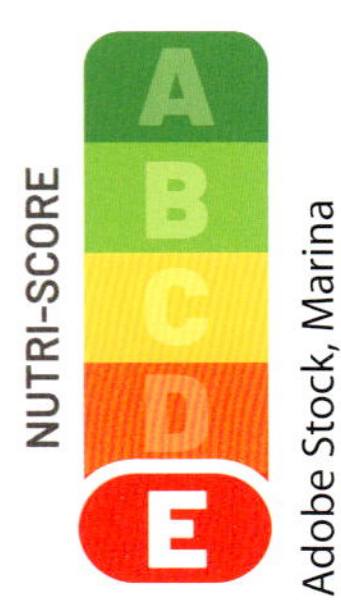

Adobe Stock, Marina

resistenz versteht man ein vermindertes Ansprechen der Zellen des menschlichen Körpers auf Insulin. Eine Insulinresistenz ist häufig ein Anzeichen für eine sich entwickelnde Diabetes-mellitus-Erkrankung („Zuckererkrankung" vom Typ 2).

Je mehr von dem Viszeralfett vorhanden ist, desto „stoffwechselaktiver" ist es. Und umso größer ist somit die Gefahr, an Herz-Kreislauf-Krankheiten und Stoffwechselstörungen zu leiden. Weil das viszerale Fett unseren Organismus mit schädlichen Substanzen überschwemmt, wird es von einigen Medizinern als „Dreckschleuder" des Körpers bezeichnet.

In einer Studie der Organisation für wirtschaftliche Zusammenarbeit und Entwicklung (OECD/2019) heißt es, dass auf Fettleibigkeit oder Übergewicht zurückzuführende Krankheiten die Lebenserwartung im Schnitt um fast drei Jahre reduzieren werden. In Deutschland sind dem Statistischen Bundesamt zufolge mehr als 60 Prozent der Männer und mehr als 40 Prozent der Frauen übergewichtig.

Wenn wir zum Beispiel zu viel Zucker konsumieren, wird diese überschüssige Nahrungsenergie von unserem Körper (Leber) in Fett umgewandelt. Des Weiteren schädigt Zucker unsere Zähne und er kann Diabetes Typ 2 hervorrufen. Der Körper wandelt raffinierten Zucker fünfmal so schnell in Fett um wie komplexe Kohlenhydrate (z. B. Vollkornprodukte), Zucker macht also dickleibig. Diese Vorgehensweise unseres Körpers hat die grundsätzliche Funktion, ein Kaloriendepot für „schlechte Zeiten" anzulegen. Jedoch treten die schlechten Zeiten in unseren Regionen in der Regel gar nicht auf.

Ist nun der Kalorienüberfluss sehr hoch, speichert unser Körper das hergestellte Fett nicht nur im Bauchgewebe, sondern auch in den Muskelzellen, in lebenswichtigen Organen wie im Herz und der Leber (Fettleber) und sogar bis in die Knochen hinein.

Da in unseren Nahrungsmitteln eindeutig zu viel Zucker vorhanden ist, nehmen wir auch zwangsläufig zu viel Zucker in uns auf. Insbesondere enthalten viele Lebensmittel „**versteckte Zucker**". Beim Einkauf von Lebensmitteln schlägt häufig die „Zuckerfalle" zu. Lebensmittel, die sauer oder pikant schmecken und von denen man nicht unbedingt annimmt, dass sie so viel Zucker enthalten, sind jedoch überreichlich mit Zucker angereichert.

Zum Beispiel im gekauften Krautsalat stecken pro Packung rund 16 Stück Würfelzucker! Es ist also ratsam, beim Einkauf immer wieder vergleichend auf die Nährwerttabelle zu schauen, um die beigefügte Menge an Haushaltszucker im Blick zu haben.

Es freut mich, dass ab November 2020 in Deutschland, wie schon in einigen Nachbarländern, eine farbige Nährwertkennzeichnung (der Nutri-Score) eingeführt wurde. Mit diesem Ampelsystem lassen sich die größten Zucker- und Fettfallen schnell erkennen. Die verschiedenen Inhaltsstoffe eines Produktes erhalten je nach der Zusammensetzung Plus- (z. B. Ballaststoffe, Proteine) und Minus-Punkte (z. B. gesättigte Fettsäuren, Zucker). Die am Ende errechnete Gesamtpunktezahl wird in einem farblich unterlegten Buchstaben übersetzt. Eine fünfstufige Farb- (von grün bis rot) und Buchstabenskala (A bis E) liefert einen Überblick über die Nährwertqualität eines Produktes. Das „A" in Dunkelgrün steht stellvertretend für die günstigste und das „E" in Rot steht für die ungünstigste Nährwertbilanz. Die Buchstaben dazwischen von B (hellgrün) nach C (gelb) und nach D (orange) kennzeichnen die dazwischenliegende Nährwertqualität.

Durch diese farbige Nährwertkennzeichnung kannst du mit einem Blick klar erkennen, welches Lebensmittel du gerade in der Hand hältst. Gehört es zu der Gruppe mit einer guten Nährwertqualität oder eher nicht? Der Nutri-Score steht in der Regel auf der Vorderseite, auf der Rückseite oder seitlich auf der Verpackung ist noch eine Zutatenliste oder eine detaillierte Nährwerttabelle zu ersehen.

Vielleicht ändert sich durch die Verwendung der Ernährungsauswertung (Nutri-Score) das Verhalten der Lebensmittelindustrie. Denn anstatt in den Lebensmitteln ernährungswertige Zutaten zu verabreichen, wird reichlich Zucker hinzugefügt. Zucker sorgt für mehr Geschmack und Volumen und er ist für die Lebensmittelindustrie sehr kostengünstig. Leider hat sich in Deutschland die Tendenz, möglichst kostengünstige Lebensmittel herzustellen, durchgesetzt. Wenn wir bereit wären, etwas mehr Geld für ernährungswertigere Lebensmittel auszugeben, könnten wir auch höherwertigere Zutaten in unseren Lebensmitteln erhalten. Hier passt für mich, leicht abgewandelt, der Spruch von Brillat-Savarin: **„Mensch, sag mir, was Du isst, und ich sage Dir, wer Du bist!"** Wie viel Zucker tatsächlich in einem Produkt steckt, ist für uns Verbraucher nicht so leicht zu erkennen. Obwohl wir auf die Nährwerttabelle schauen, sehen wir dort nur die Mengenangabe zum herkömmlichen Haushaltszucker, andere Süßungsmittel werden dort nicht deklariert.

Diese anderen Süßungsmittel sind in der Zutatenliste zu finden. Dort tauchen sie dann mit Namen und Bezeichnungen auf, die wir nur schwer als Zucker-Austauschstoffe erkennen können. Hinter den Namen wie Acesulfam oder Aspartam und vielen anderen chemischen Bezeichnungen verstecken sich die Austauschstoffe. Wie sollen wir als Verbraucher erkennen, dass es sich um Zucker-Austauschstoffe handelt? Des Weiteren stellt sich die Frage, ob diese Austauschstoffe ernährungsphysiologisch besser für unseren Körper sind? Zurzeit wird diese Frage noch diskutiert und untersucht. Auf jeden Fall gilt hier, wie auch beim Zuckerkonsum, die Dosis der Aufnahme ist für unseren Organismus entscheidend.

Die Nahrungsaufnahme von Zucker stimuliert Hormone wie Dopamin und Serotonin. Diese beiden Hormone gehören zu der Gruppe der Wohlfühlhormone. Wer will sich nicht gut fühlen? Also nehmen wir verstärkt Zucker auf. Das kann nun so weit gehen, dass wir unsere Selbstkontrolle verlieren. Wird unser Belohnungszentrum kontinuierlich durch gehäufte Zuckereinnahme aktiviert, kommt es zu einer Abhängigkeit. „Ein hoher Zuckerkonsum führt zu Umbauvorgängen an den Schaltstellen zwischen den Nervenzellen im Gehirn, den Synapsen". Das konnte in Tierversuchen einer Forschergruppe um Prof. Rainer Spanagel, nachgewiesen werden. Diese Veränderungen zeigten sich nicht nur kurzfristig, sondern das Gehirn erinnere sich auch später noch daran und könne ein Verlangen nach Zucker auslösen.

Von daher ist es nicht verwunderlich, dass inzwischen Mediziner und Ernährungsexperten von einer Zuckersucht sprechen, die bei immer mehr Menschen auftritt. Zucker, in Verbindung mit Fett (Schokolade), hat ein extrem hohes Suchtpotenzial! Da Schokolade häufig als sogenannte „Nervennahrung" in oder nach Stresssituationen konsumiert wird, erhöht dieses Verhalten unseren Zuckerkonsum.

Wenn du folgende Verhaltensweisen und Vorkommen bei dir feststellst, dann solltest du dein **Verhältnis zum Zuckerkonsum hinterfragen**: Unkontrolliertes Essen von Süßigkeiten, (Kannst du dir eine Tafel Schokolade über mehrere Tage einteilen?), Heißhungerattacken, heimliches Naschen, anschließende Schuldgefühle und/oder Schamgefühle, Horten von Süßigkeiten, Stimmungsschwankungen, Schlafstörungen, gescheiterte Diätversuche und schließlich Übergewicht.

Falls du wissen möchtest, ob du zu den Zucker-Abhängigen gehörst, kannst du einen Selbstversuch starten. Versuche mindestens an fünf aufeinanderfolgenden Tagen keinen Zucker zu essen und zu trinken. Ein Glas Multivitaminsaft enthält fast genau so viel Zucker wie ein Glas Cola. Ein 250-ml-Glas Coca-Cola enthält 27 Gramm Zucker, das entspricht 7 Stück Zucker. Auf einen Liter umgerechnet: etwa 35 Stück Würfelzucker.

Nicht nur Cola, Limonade, und alkoholische Getränke sind Kalorienbomben, sondern auch Fruchtsäfte und Schorlen. Ihr hoher Zuckergehalt fördert erheblich eine Gewichtszunahme. Besser ist es, ein Glas Wasser zu trinken und dazu Obst zu essen, weil der Fruchtzucker aus den Früchten durch Kauen langsamer im Körper aufgenommen wird. Das hält den Blutzuckerspiegel stabiler und macht länger satt. Viel Wasser mit einem Schuss Zitrone oder ungesüßten Tee zu trinken, ist sehr zu empfehlen!

Fällt dir der fünftägige Zuckerverzicht leicht und hast du keine Entzugserscheinungen, wird dein Zuckerkonsum wahrscheinlich im grünen Bereich liegen? Dass wir Kohlenhydrate in unserer Ernährung benötigen, ist klar, jedoch sollten wir den raffinierten Zucker möglichst vermeiden. Raffinierter Zucker meint: chemisch verarbeitete und isolierte Zucker wie Glucose (Traubenzucker/Dextrose), Fructose (Fruchtzucker) oder Saccharose (Haushaltszucker).

Wer sich vom Zuckerkonsum weitgehend befreien möchte, für den gibt es gute Nachrichten. Die physischen Entzugserscheinungen gehen häufig schon nach 4 bis 5 Tagen vorüber. Es gibt aber auch Menschen, die länger brauchen, um sich von den Entzugserscheinungen zu befreien. Typische Entzugserscheinungen können sein: starkes Verlangen nach etwas Süßem, Gereiztheit, Müdigkeit, manchmal auch Kopfschmerzen. Diese individuell unterschiedlichen Symptome entstehen, weil der Zuckerspiegel schwankt und dadurch der Zuckerstoffwechsel durcheinander kommt.

Hilfreich kann in der Phase des Entzugs und auch noch danach das Führen eines Zuckertagebuches sein.

Ebenso hilfreich wird es sein, keine Süßigkeiten mehr in seinem Haushalt vorrätig zu haben. Bei den Heißhungerattacken kann dir der langsam kauende Verzehr von unbehandelten Nüssen helfen. Das Nussfett macht nicht dick und zum anderen sättigt es sehr gut und dadurch haben wir weniger Appetit auf ungesunde Snacks. Natürlich sind Rosinen oder andere getrocknete Früchte (Fruchtzucker) in den Entzugsphasen tabu.

Nach dem körperlichen Entzug kommt es in der Regel zu psychischen Entzugserscheinungen. Insbesondere dann, wenn man Zucker und Süßigkeiten jahrelang als „inneren Stimmungsmacher" missbraucht hat. Jetzt wird es wichtig zu lernen, dass es für das psychische Gleichgewicht andere Dinge und Tätigkeiten gibt, als den schnellen Griff nach Süßem. Wie bei anderen Süchten auch, sind die ersten 30 Tage am schwierigsten. In dieser Zeit wird man immer wieder mit unangenehmen Gefühlen zu kämpfen haben.

Insofern man diese Zeit erfolgreich durchhält, wird die Wahrscheinlichkeit groß, dass es zu Veränderungen im Verhaltensmuster kommt. Ab dann fällt einem der geänderte bzw. neue Lebensstil erheblich leichter. Dazu kommt noch, dass einem einfach mehr Energie zur Verfügung steht und man den Zuckerentzug gut gelaunt sowie buchstäblich genießen kann.

Möchtest du herauszufinden, ob du zu viel viszerales Fett (Bauchfett) besitzt? Dann empfehlen die Ernährungs-Docs vom Norddeutschen Rundfunk den Bauchumfang zu messen, denn das sei wichtiger, als das Körpergewicht zu ermitteln. Folgende Vorgehensweise empfehlen sie: vor dem Frühstück, nüchtern und stehend, mit freiem Oberkörper, beim Ausatmen messen. Gemessen wird in der Mitte zwischen unterster Rippe und der Oberkante des Hüftknochens bzw. an der dicksten Stelle des Bauches (ungefähr in Höhe des Bauchnabels).

Britta Probol schreibt: „Frauen mahnt die WHO ab einem Bauchumfang von 88 Zentimeter dringend zum Abnehmen, Männer ab 102 Zentimeter." Vorsicht ist aber schon unterhalb dieser Werte geboten, erklärt Ernährungs-Doc Matthias Riedl. Die Gefahrenzone beginnt ab 80 Zentimeter Bauchumfang bei Frauen und ab 94 Zentimeter bei Männern.

Treten hier Beschwerden wie Bluthochdruck oder Arthrose hinzu, sollte das Bauchfett unbedingt reduziert werden. Sorgen macht den Medizinern das sogenannte Hüftgold, weil es im Bauchbereich krankmachende Hormone produziert. Diese Botenstoffe fördern hohen Blutdruck und unterschwellige Entzündungen. Studien legen nahe, dass sie sogar das Krebsrisiko steigern. Zudem lösen sich aus dem Bauchfett leichter Fettsäuren, die in den Blutkreislauf übergehen: schlecht für das Herz."

Ich führe die Informationen zum Zuckerkonsum und zum viszeralen Fett nicht hier auf, um Angst zu verbreiten, sondern nur damit du informiert bist und dann selber entscheiden kannst: **„Will ich überhaupt etwas an meinem Körper und meinem Essverhalten ändern?"**

Solltest du den Wunsch in dir verspüren, deine Essgewohnheiten auf gesund zu programmieren und möchtest du langsam und nachhaltig dein „Hüftgold" reduzieren, dann sind die folgenden Hinweise von den Ernährungs-Docs für den Anfang sicherlich hilfreich: „Um dauerhaft Kilos zu verlieren, muss die richtige Dosis sättigendes Eiweiß auf den Tisch, dazu mehr Gemüse und Vollkorn – weniger Kohlenhydrate. Ballaststoffe sind wichtig, weil sie satt machen und die Darmfunktion verbessern", sagt Ernährungs-Doc Anne Fleck: *„Ein gesundes Darmmilieu wirkt sich positiv auf das Gewicht aus."*

„Wer schon einige erfolglose Abnehmversuche unternommen oder mehrere unterschiedliche Erkrankungen hat, der sollte sich für die individuelle Ernährungsumstellung auf jeden Fall professionelle Hilfe holen", rät Doc Fleck. Sofern du mehr Informationen zu einer gesunden Ernährung und den verschiedenen Möglichkeiten zu einer Ernährungstherapie erlangen möchtest, schau einfach mal rein in die gut verständlichen Fernsehsendungen der Ernährungs-Docs. Auch im Internet kannst du dir die Beiträge ansehen, je nach Bedarf.

Zum Thema Wirkungen der Stresshormone möchte ich noch ergänzen, dass das Langzeit-Stresshormon Cortisol, einmal gebildet, die Fetteinlagerung im Bauchbereich fördert. Um diesen ungünstigen „Teufelskreis" (Circulus vitiosus) zu unterbrechen, kannst du wirksame Gegenmaßnahmen ergreifen.

Eine langfristige Ernährungs- und Verhaltensumstellung, kombiniert mit mehr körperlicher Bewegung, verspricht große Aussichten auf Erfolg. Wobei der wichtigste Punkt beim Abnehmen die langfristige Ernährungsumstellung ist.

Genussmittel: Alkohol- und Zigarettenkonsum

Süßigkeiten (Zucker), Alkohol und Zigaretten zählen für viele Menschen zu den Genussmitteln, die sie auch gerne konsumieren. Zum Thema Zuckerkonsum, in Bezug auf die Ernährung, habe ich mich im vorigen Kapitel geäußert. Nun möchte ich Aussagen zum Alkohol- und Zigarettenkonsum anschließen.

Bei der Herstellung von Alkohol (Ethanol) ist Glucose (Zucker) maßgeblich beteiligt. Zucker begleitet uns als Stoff, aus dem Energie effektiv gewonnen werden kann. Ethanol wird durch Vergärung von Zucker bzw. Zuckerhefen aus unterschiedlichen Grundstoffen, wie z. B. Getreide, Weintrauben, Früchten, Kartoffeln oder Zuckerrohr, gewonnen, die alle sehr hohe Anteile von Glucose aufweisen. Wie beim Genuss von Süßigkeiten kommt es auch beim Genuss von Alkohol letztendlich auf die konsumierte Menge an, um gesund zu bleiben.

In unserer Gesellschaft ist das Konsumieren von alkoholischen Getränken auf breiter Basis akzeptiert. Ja, mehr noch, in unserer „Fungesellschaft" gehört Alkohol unbedingt dazu, jedenfalls meinen wir das. Weil wir in der Regel in einer Umgebung aufwachsen, in der der Alkoholkonsum selbstverständlich ist, wollen wir auch dazugehören. Dabei kann häufiger und regelmäßiger Konsum von Alkohol auf ein vorhandenes Alkoholproblem hinweisen. Vor allem dann, wenn der Alkohol nicht zum Genuss, sondern in erster Linie wegen seiner Wirkung (Entlastung, Entspannung und scheinbare Problemlösung) getrunken wird. Und wer heimlich trinkt, hat bereits ein gegebenes Alkoholproblem. Um den Tagesstress schneller abzubauen greifen wir zum „Feierabendbier". Dass dadurch der Spannungsabbau und die Beruhigung nicht lange auf sich warten lassen, erleben wir als angenehm. Jedoch kann dieses Ritual mit der Zeit zu einer psychischen Abhängigkeit führen. Von daher wäre es sinnvoll, sich anstelle von diesem Ritual ein anders **Ritual zum Spannungsabbau** anzueignen. Bestens sind sportlichen Aktivitäten dazu geeignet. Wenn man hinterher ein alkoholfreies Bier (mit 0,0 % Alkohol) trinken möchte, ist das eine gute Alternative zum Alkoholgetränk. Ebenso können direkte Entspannungstechniken, wie die Progressive Muskelentspannung oder das Autogene Training, zu einem nachhaltigen Spannungsabbau beitragen.

Dass insbesondere bei Feiern jeglicher Art alkoholische Getränke wie selbstverständlich dazugehören, kennen wir aus unserem sozialen Miteinander. Die meisten von uns haben auch im Umgang mit der Alkoholtrinkmenge kein Problem.

Und dass du einen Drink auch ohne besondere Rechtfertigung dankend ablehnen kannst, gehört aus meiner Sicht dazu. Da wir ja alle bis ins hohe Alter lernende Wesen sind, kann ein verantwortungsvoller Konsum gelingen. Die Erfahrung, die du nach einem zu hohen Alkoholgenuss gemacht hast, sollte dich vor einem neuerlichen „Zuviel" schützen. Sobald du jedoch immer wieder das Rauscherlebnis suchst und ohne Alkohol dein Leben nicht mehr so lebenswert empfindest, solltest du dein **Verhältnis zur Droge Alkohol ehrlich reflektieren**. Denn die möglichen Nebenwirkungen werden weitgehend verharmlost.

Unmittelbar nach dem Genuss von Alkohol setzen zunächst seine kurzfristigen, angenehmen Wirkungen ein. Wir fühlen uns entspannter, werden redseliger und euphorisch, der Tatendrang steigert sich ebenso. Viele Menschen schätzen auch die angstlösende Komponente, die der Genuss von Alkohol mit sich bringt.

Diese erst einmal positiven Wirkungen lassen uns gern zum Glas greifen. Dass Alkohol aber grundsätzlich ein Zellgift für den Körper ist und damit auch unser Immunsystem schwächt, stellt eine unumstößliche Tatsache dar. Somit wird die Abwehrfähigkeit des Körpers, mit Infektionen gut fertig zu werden, verringert. Gerade in Pandemie-Zeiten bedeutet dies für unseren Körper einen großen vermeidbaren Nachteil.

Dass Alkohol kalorienreich ist, wird häufig beim Konsumieren vergessen. Zum Beispiel enthält ein Glas Bier (0,3 l) rund 120 kcal, ein Glas Weißwein (0,2 l) 120 kcal, ein Glas Rotwein (0,2 l) 160 kcal und ein Cocktail (0,3 l) je nach Zusammensetzung sogar über 300 kcal. Also kann ein Cocktail ähnlich viele Kalorien wie ein Stück Sahnetorte aufweisen. Daher, aufgepasst beim Konsumieren von Cocktails!

Ebenfalls aufgepasst: Sagen euch folgende umgangssprachlichen Bezeichnungen etwas? Wampe, Mollenfriedhof (in Berlin), Löwenbräugeschwür (in München) oder auch fälschlicherweise Bierbauch? Dass der „Bierbauch" nicht in erster Linie vom Konsum des Bieres entsteht, sondern vielmehr durch die appetitanregende Wirkung des Alkohols, haben neuere Untersuchungen ergeben. Bier-Kalorien machen nicht satt. Deshalb kommt zum Alkoholkonsum häufig eine deftige, sättigende Mahlzeit obendrauf. Je mehr Alkohol wir trinken, desto weniger funktioniert unsere natürliche Essbremse. Da viel Alkohol unseren Blutzuckerspiegel senkt, kommt es regelrecht zu einer Art Heißhungerattacke. Dieses ungünstige Essverhalten hat natürlich eine erhebliche Gewichtszunahme zur Folge, weil die überschüssigen Kalorien als Fett eingelagert werden. Bei uns Männern erfolgt die Fetteinlagerung am Stamm (Abdomen). Dies entspricht dem sogenannten männlichen Typ (Apfeltyp) der Fettverteilung – im Gegensatz zum weiblichen Typ (Birnentyp) der Fettverteilung mit Betonung der Hüft-, Gesäß- und Oberschenkelregion.

Da Männer vielfach doppelt so viel Alkohol wie Frauen trinken, sind sie auch doppelt so viel gefährdet, an Körpergewicht zuzulegen. Ein regelmäßig überhöhter Alkoholkonsum führt jedoch nicht nur zu einem erhöhten Körpergewicht, sondern auch zu vielen weiteren gesundheitlichen Beschwerden.

Um die kurzfristigen positiven Wirkungen von Alkohol immer wieder zu erfahren, kommt es häufig zu einer Dosissteigerung. Dadurch zeigen sich bald viele negative Auswirkungen: Verlangsamte Reaktionen und Koordinationsstörungen, die eine erhöhte Unfallgefahr darstellen. Des Weiteren treten Konzentrations-, Durchschlaf- und Kreislaufprobleme auf. Schwindel, Übelkeit und Erbrechen sowie Kopfschmerzen sind ebenfalls Zeichen des erhöhten Alkoholkonsums. Sobald Sprechstörungen (lallen) und Gangstörungen (torkeln) auftreten, deuten diese auf einen ernst zu nehmenden Rauschzustand hin.

Aggression und Gewaltausbrüche können sich auch nach zu viel Alkoholgenuss ereignen, Gedächtnisstörungen bis hin zum „Filmriss" sind nicht selten.

Schließlich zeigt uns das Auftreten einer akuten Alkoholvergiftung, die sogar ins Alkoholkoma führen kann, wie schwer die möglichen Störungen nach exzessivem bzw. maßlosem Alkoholgenuss sein können. Im alkoholischen Koma kann es zum Atemstillstand kommen. Bei einer schwerwiegenden Alkoholvergiftung fallen vielfach natürliche Schutzreflexe wie der Hustenreflex aus. Dadurch besteht eine akute Lebensgefahr, weil Erbrochenes in die Atemwege gelangt (aspiriert wird) und dort eine Erstickungsgefahr auslöst.

Ein länger bestehender Alkoholabusus (Alkoholmissbrauch) führt vielfach in eine psychische Abhängigkeit, die zu einer Alkoholabhängigkeit führen kann. Psychische Spätfolgen zeigen sich vor allem durch Depressionen und Angststörungen.

Als körperliche Langzeitfolgen bei einem Alkoholmissbrauch zeigen sich: Herzerkrankungen, Leberschäden (Fettleber, Leberzirrhose), Störungen und Schäden im Verdauungstrakt, Nervenschäden, lebensbedrohliche Blutungen, Schlaganfall, Demenz sowie verschiedene Krebserkrankungen.

Wenn wir uns aller oben genannten negativen Auswirkungen, die durch übermäßigen Alkoholgenuss entstehen können, bewusst werden, drängt es uns hoffentlich, einen verantwortungsvollen Umgang mit Alkohol zu praktizieren.

Nur was kann ein verantwortungsvoller Umgang für mich bedeuten? Wie viel Alkoholgenuss liegt noch in einem Bereich, den mein Körper imstande ist zu verkraften?

Diese Fragen lassen sich nur stark begrenzt beantworten, denn individuelle Unterschiede sind immer gegeben. **Allgemeine Empfehlungen von Medizinern für einen risikoarmen Alkoholgenuss lauten**:

Frauen sollten nicht mehr als 10–12 Gramm reinen Alkohol pro Tag konsumieren. Dies entspricht einem kleinen Glas Wein (0,125 Liter), wobei empfohlen wird, nicht jeden Tag Alkohol zu trinken. Mindestens zwei Tage in der Woche sollten alkoholfrei bleiben, damit sich keine Gewöhnung einstellt, die zur Abhängigkeit führen kann.

Männer sollten nicht mehr als 20–24 Gramm reinen Alkohol pro Tag konsumieren. Dies entspricht zwei Gläsern Bier (0,6 Liter). Auch Männer sollten mindestens zwei Tage in der Woche keinen Alkohol trinken, um der Gefahr einer Gewöhnung etwas entgegenzusetzen.

Ob Männer oder Frauen, wer Schwierigkeiten hat, diese Empfehlungen einzuhalten, trinkt eindeutig zu viel!

Die Weltgesundheitsorganisation WHO hat gleichlautende Empfehlungen. Sie entsprechen dem derzeitigen Stand der Wissenschaft. Voraussetzung für einen risikoarmen Konsum alkoholischer Getränke ist jedoch, dass keine Krankheiten bestehen, die durch diesen Alkoholkonsum gesteigert werden. Ebenso kann Alkoholkonsum bei gleichzeitiger Medikamenteneinnahme unangenehme bis gefährliche Wechselwirkungen nach sich ziehen. Einen völlig risikofreien Alkoholkonsum gibt es nicht. Um hier auf der sicheren Seite zu sein, ist ein Verzicht auf Alkohol unerlässlich.

Beim aufmerksamen Lesen ist bestimmt aufgefallen, dass die Empfehlungen für einen risiko-armen Alkoholgenuss zwischen den Geschlechtern unterschiedlich sind. Warum aber ist das so?

Aus den Informationen der Bundeszentrale für gesundheitliche Aufklärung (BZgA) ist zu entnehmen, dass Frauen intensiver auf den Genuss von Alkohol reagieren. Deshalb werden sie auch schneller betrunken. „Bei gleichem Körpergewicht und gleicher getrunkener Menge Alkohol erreicht der Alkoholgehalt im Körper der Frau einen um etwa 20 Prozent höheren Wert." Drei verschiedene Bedingungen sind hierfür verantwortlich. Die „weibliche Leber" verstoffwechselt Ethanol (Alkohol) langsamer als die „männliche Leber". Denn die Leber der Frau enthält weniger von dem hierfür benötigten Enzym (Alkoholdehydrogenase – kurz ADH). Des Weiteren ist der Flüssigkeitsgehalt des männlichen Körpers (ca. 68 %) höher als bei Frauen (ca. 55 %). Dafür ist der Fettanteil im weiblichen Körper (ca. 30 %) höher als bei Männern (ca. 22–24%). Da Alkohol aber nicht ins Fettgewebe übergeht, sondern in die Körperflüssigkeit, verteilt sich der Alkohol bei Frauen auf weniger Flüssigkeit. „Die Blutalkoholkonzentration – gemessen in Promille – ist bei ihnen deshalb bei gleicher getrunkener Menge höher als bei Männern."

Ideal und wünschenswert für unseren Körper ist es, wenn wir während eines feuchtfröhlichen Trinkabends zwischendurch immer wieder stilles Mineralwasser oder andere alkoholfreie Getränke trinken. Durch diese sehr sinnvolle Maßnahme verdünnen wir den Alkoholgehalt im Körper. Außerdem hilft Wasser, nicht zu dehydrieren (auszutrocknen). Der eventuelle „Kater" am nächsten Morgen fällt geringer aus. Da Alkohol die Ausscheidung von Urin (Diurese) fördert, scheiden wir vermehrt Flüssigkeit aus.

Die Folgen des aus dem Gleichgewicht geratenen Wasserhaushaltes zeigen sich zuerst an der Haut. Schließlich zeugt die Faltenzunahme im Gesicht, vor allem um die Augen, die Mundwinkel und auf der Stirn, von dem Flüssigkeitsdefizit. Freie Radikale, die im Alkohol enthalten sind, begünstigen die Hautalterung insgesamt.

Da es laut Polizeiberichten immer wieder vorkommt, dass die gesetzlich vorgeschriebene Blutalkoholkonzentration im Straßenverkehr überschritten wird und sich dadurch schwere Verkehrsunfälle ereignen können, gehe ich nun näher auf die Promille Grenze ein.

In Deutschland gilt eine Blutalkoholkonzentration von 0,5 Promille als Grenze für die Fahrtüchtigkeit. Die nun folgenden Beispiele sollen uns bewusst machen, wann wir die Alkohol Promille Grenze (0,5) erreicht haben und kein Auto mehr fahren dürfen.

Eine Frau mit 60 kg kann nach dem Konsumieren von knapp 0,50 Liter Bier (4,8 Vol.-%) einen Blutalkoholspiegel von 0,5 Promille haben. Ein Mann mit 70 kg kann nach dem Konsum von knapp 0,66 Liter Bier (mit 4,8 Vol.-%) einen Blutalkoholspiegel von 0,5 Promille haben.

Nun stellt sich die Frage, wie lange braucht der Körper für den Abbauprozess des Alkohols?

Laut Angabe der Deutschen Hauptstelle für Suchtfragen (DHS) baut ein Mann pro Stunde um 0,15 Promille Blutalkohol ab. Eine Frau baut in der gleichen Zeit um 0,13 Promille Blutalkohol ab. Um bei unserem obigen Beispiel zu bleiben: Der Mann braucht ca. 3,5 Stunden, um 0,5 Promille Blutalkohol abzubauen, die Frau benötigt rund 4 Stunden, um 0,5 Promille Blutalkohol abzubauen.

Die hier angegebenen Beispiele beruhen auf ungefähren Werten, die im Lebensalltag durch individuelle Bedingungen stark schwanken können. Bei Menschen mit einem höheren Körperfettanteil ist auch die Blutalkoholkonzentration höher. Ebenso verändern ein höheres Lebensalter, Krankheiten oder Medikamente den Blutalkoholspiegel.

Dass man den Abbau von Alkohol, der hauptsächlich über unsere „Chemiefabrik" (Leber) erfolgt, durch bestimmte Verhaltensweisen beschleunigen kann, gehört in den Bereich der Märchen. Als angebliche Alkoholabbaubeschleuniger wird immer wieder genannt, viel zu essen, Wasser oder Kaffee trinken, zu tanzen bzw. körperliche Aktivitäten durchzuführen, also z. B. an der frischen Luft spazieren gehen. Wasser zu trinken, zu tanzen und frische Luft zu tanken sind sicherlich gesund, jedoch haben sie keinerlei Einfluss auf eine beschleunigte Arbeit unserer Leber. Von daher ist das Autofahren, je nach der Menge des konsumierten Alkohols und seiner natürlichen Abbauprozesse, zu unterlassen.

Dass Alkoholkonsum und Straßenverkehr nicht zusammenpassen, wissen wir wohl alle. Ob wir aber alle über die rechtlichen Konsequenzen einer Alkoholfahrt informiert sind, mag ich bezweifeln. Deshalb gehe ich nun auf die aktuelle Lage ein, die der Alkoholkonsum am Steuer sowie mit dem Fahrrad mit sich bringen.

Sobald wir nach Alkoholgenuss einen Promillewert von 0,5 aufweisen und uns ans Steuer setzen, begehen wir eine Ordnungswidrigkeit. Noch mal ganz deutlich: Ab einem Promillewert von 0,5 liegt ein Verstoß gegen die Promillegrenze vor, nicht erst bei einem darüber liegenden Wert. Wenn wir einen Promillewert von 0,5 haben und dann polizeilich kontrolliert werden, bedeutet das in der Regel: 500 Euro Bußgeld und 1 Monat Fahrverbot sowie 2 Punkte in Flensburg. Dies gilt aber nur für die Fälle, in denen keine alkoholbedingte Auffälligkeit vorliegt. Sobald aber alkoholtypische Ausfallerscheinungen (Schlangenlinienfahrt, Unfall) festgestellt wurden, liegt eine Straftat vor (selbst schon bei 0,3 Promille). Dementsprechend erhöht sich dann auch das Strafmaß.

Hierfür gibt es kein pauschales Bußgeld. Stattdessen wird die Geldstrafe oder eine Freiheitsstrafe (bis zu 5 Jahre) individuell vor Gericht festgelegt. Sehr wahrscheinlich ist, dass der Führerscheinentzug bevorsteht und dieser erst nach dem Bestehen einer medizinisch-psychologischen Untersuchung (MPU) wieder ausgehändigt wird. Drei Punkte im Verkehrszentralregister in Flensburg kommen noch obendrauf. Sobald es nach einem Unfall „Geschädigte" gibt, können diese Schadenersatz und Schmerzensgeld einfordern.

Sobald du nach einer Feier von vornherein Autofahren geplant hast, bist du auf der sicheren Seite, wenn du keinen Alkohol trinkst. Denn sofern dir bewusst wird, dass strafrechtliche Konsequenzen schon durch die 0,3 Promillegrenze gegeben sind, wenn eine alkoholbedingte Auffälligkeit vorliegt, kann deine Entscheidung, ganz auf den Alkoholgenuss zu verzichten, nur unterstützend wirken.

Zu den bisher genannten strafrechtlichen Konsequenzen, die durch einen Unfall unter Alkoholeinfluss entstehen, kommen noch versicherungsrechtliche Konsequenzen. Die Kfz Haftpflichtversicherung kommt zunächst für Schäden auf, die Dritte betreffen. Nach der Zahlung darf der Versicherer aber den Versicherungsnehmer am Schadensersatz beteiligen, sozusagen in Regress (Inanspruchnahme) nehmen. Ob der Versicherungsnehmer die abgeschlossene Teil- oder Vollkaskoversicherung übernehmen muss, hängt laut Gesetz von der Blutalkoholkonzentration während der Fahrt ab. Bei einem Alkoholspiegel des Fahrers von 0,5 bis 1.1 Promille darf die Auszahlung der Versicherungssumme um die Hälfte gekürzt werden. Bei mehr als 1,1 Promille muss das Versicherungsunternehmen gar keine Kosten übernehmen.

Bei Fahranfängern und jungen Fahrern (unter 21 Jahre) besteht in der Probezeit ein absolutes Alkoholverbot. Wer trotzdem unter Alkoholeinfluss fährt, muss 250,- € Geldbuße zahlen und erhält einen Punkt in Flensburg. Des Weiteren wird ein Aufbauseminar verhängt und die Probezeit von zwei auf vier Jahre verlängert.

ACHTUNG:

Nicht nur bei motorisierten Verkehrsteilnehmern, sondern auch bei *Radfahrern* bestehen *Promillebegrenzungen*. Liegt ein Promillewert von *0,3* vor und zusätzlich eine relative Fahruntauglichkeit, die durch auffälliges Fahrverhalten besteht, können bereits Strafen drohen. Dies gilt erst recht bei Fahrradunfällen. Die zweite Promillegrenze liegt bei *1,6*. Wer mit diesem Promillewert noch Fahrrad fährt, begeht eine *Straftat*. Sicherlich haben die meisten von uns bei einem Promillewert von 1,6 alkoholtypische Ausfallerscheinungen. Deshalb ist das Strafmaß auch sehr hoch. Neben einer Geldstrafe von einem Nettomonatsgehalt gibt es 2 Punkte in Flensburg. Außerdem ist die MPU verpflichtend.

Es gibt zwar keine Promillegrenze für Fußgänger, jedoch müssen betrunkene Fußgänger, die einen Verkehrsunfall verursachen, mit rechtlichen Konsequenzen rechnen. Sie haften auch für eventuelle Schäden.

Grundsätzlich kann man sagen: Wer alkoholisiert als Verkehrsteilnehmer unterwegs ist, gefährdet nicht nur sich, sondern auch andere Verkehrsteilnehmer!

Dass bei uns in Deutschland der Alkoholkonsum sehr hoch ist, belegen Zahlen der WHO. In einem Zeitraum von 2016 bis 2018 lag der Jahreskonsum pro Kopf bei 12,9

Litern. Innerhalb Europas (15 Länder) halten wir damit den dritten Platz. Anders als beim Fußball sollten wir darüber aber nicht stolz sein.

Ebenso ist das bei uns hierzulande relativ häufige „Rauschtrinken" (Binge-Drinking), meist unter jungen Erwachsenen, kein Anlass mitzumachen! Hierbei geht es darum, in möglichst kurzer Zeit möglichst viel Alkohol zu trinken.

Dass bei diesem „Wettbewerb" nicht nur ein Rauschgeschehen vonstattengeht, sondern die Gefahr einer akuten Alkoholvergiftung besteht, versteht sich von selbst. Dass das binge-drinking auch den Beinamen Komasaufen trägt, sagt uns zweierlei. Erstens, es wird Fälle gegeben haben, in denen es tatsächlich zu einem Alkoholkoma gekommen ist, und zweitens, die Gefährlichkeit eines Komas wird sicherlich unterschätzt. Der mögliche tödliche Ausgang eines Komas sollte wirklich ernst genommen werden.

Alkohol kann über das Stadium des Genussmittels und des Missbrauchs hinaus schleichend zum Alkoholismus führen. Dies bezeugen viele Biografien von Suchterkrankten. Menschen aus allen gesellschaftlichen Schichten können von einer Alkoholabhängigkeit betroffen sein.

Die genaue Entstehung einer Alkoholabhängigkeit ist bis heutzutage nicht vollständig geklärt. Was man sicher weiß, ist, dass immer mehrere Faktoren zusammentreffen, damit es zu dieser Erkrankung kommen kann. Genetische sowie psychosoziale Einflüsse scheinen dabei wegweisend zu sein.

Die WHO hat den Alkoholismus schon 1952 offiziell als Krankheit definiert. Das Bundessozialgericht hat den Alkoholismus erst 1968 als Krankheit anerkannt. Vor dieser Zeit wurde die Alkoholsucht als Charakterschwäche, mit fehlendem Willen zum Aufhören, angesehen. Selbst bis in unsere heutigen Tage (2021) hinein wird der Alkoholismus von manchen Zeitgenossen nur als ein lästiges Übel angesehen. Frei nach dem Motto: Wo ein Wille ist, ist auch ein Weg!

Dass die Alkoholsucht eine Krankheit ist und die Betroffenen unter dessen Auswirkungen leiden, habe ich in meiner damaligen beruflichen Tätigkeit (1978–1979) als Gesundheits- und Krankenpfleger auf einer „akutpsychiatrischen Aufnahmestation für Suchtkranke" erfahren.

Aus der Anamnese (Krankengeschichte) und durch Gespräche mit Alkoholkranken konnte ich immer wieder erfahren, dass ihre Versuche, den Alkoholkonsum zu reduzieren oder gar zu unterlassen, regelmäßig scheiterten. Ihr „Trinken" diente nicht mehr dem Genuss, sondern es steckte ein innerer Zwang, der häufig mit einem körperlichen Verlangen verbunden war, dahinter. Viele der Alkoholkranken hatten im Verlauf ihrer Alkoholsucht die Erfahrung gemacht, dass es ihnen tageweise gelang, mit dem Alkoholtrinken aufzuhören. Das bestärkte sie in ihrer Überzeugung, jederzeit mit dem Alkoholkonsum aufhören zu können. Sobald sie jedoch „wieder zum Glas griffen", war der nächste Rückfall mit Kontrollverlust unaufhaltsam. Dass sie schließlich den Weg in eine „Entgiftungsstation" (Aufnahmestation für Suchtkranke) und eine anschließende mehrmonatige Therapie suchten, war aus ihrer „Suchtkarriere" (Leidensweg) heraus gut zu verstehen.

Nach aktuellen Aussagen der DHS sind in Deutschland rund 1,6 Millionen Menschen im Alter von 18 bis 64 Jahren von einer Alkoholabhängigkeit betroffen. Die Alkoholmissbrauchsrate liegt bei 1,4 Mio. Dass wahrscheinlich die Dunkelziffer höher liegt, ist zu vermuten. Laut einem veröffentlichten Bericht der WHO (2018) sterben jedes Jahr rund 3 Millionen Menschen weltweit durch den Missbrauch von Alkoholkonsum. Diese hohe Sterberate wird einem besonders bewusst, wenn man berücksichtigt, dass das mehr Alkoholtote sind als durch Aids, Gewalt und Verkehrsunfälle zusammen. Am stärksten betroffen sind Männer – sie machen drei Viertel der alkoholbedingten Todesfälle aus. In Deutschland sind es jährlich über 20.000 Menschen, die an den Folgen ihres Alkoholkonsums versterben.

Deutliche Anzeichen, die auf eine mögliche Alkoholsucht hinweisen, sind: starkes Verlangen nach Alkohol, Kontrollverlust (hinsichtlich der Frage, wann u. wie viel getrunken wurde), Dosissteigerung, Entzugserscheinungen bei Alkoholabstinenz (z. B. Zittern, starkes Schwitzen, Schlafstörungen u. Ängste), Vernachlässigung von Kontakten u. Interessen sowie fortgesetzter Konsum trotz negativer Folgen.

Wer rasch herausfinden möchte, ob eine Gefährdung zu einer Alkoholabhängigkeit oder eine bestehende Abhängigkeit vorhanden ist, kann den CAGE-Kurzfragenfragebogen im Internet aufrufen und beantworten.

Eine vorhandene Alkoholsucht besteht lebensbegleitend, es existiert jedoch bei Krankheitseinsicht und notwendiger Therapie eine gute Chance auf ein zukünftiges alkoholabstinentes Verhalten. Unbehandelt führt eine Alkoholsucht zu schwerwiegenden Folgeerkrankungen und einer verkürzten Lebenszeit.

Hilfsangebote bzw. Anlaufstellen für alle, die ihren Alkoholkonsum reduzieren möchten, bietet das Infotelefon der Bundeszentrale für gesundheitliche Aufklärung (BZgA) unter 0221 892031 an. Wer den Mut hat, sein mögliches Alkoholproblem anonym, aber unverstellt anzusprechen, findet hier Hilfe und eine persönliche Beratung. Neben Selbsthilfegruppen (z. B. die AA – Anonymen Alkoholiker) kommen auch

Hausärzte und Fachberatungsstellen als Anlaufstellen infrage. Rund um die Uhr ist die Sucht- und Drogen-Hotline unter der Nummer: 01805 313031 als weitere Anlaufstelle zu erreichen. Wie heißt es so treffend: Der erste Schritt ist der schwerste, aber auch der wichtigste!

Abschließend zum Thema Alkoholkonsum möchte ich vorschlagen, ab und zu das „Alkoholfasten" (mindestens 6 Wochen) zu praktizieren. Wahrscheinlich lernst du während dieser Zeit die Vorteile kennen, die ein Verzicht auf jeglichen Alkohol (Nervengift) mit sich bringt. Um nur einige zu nennen: Deine Durchschlafqualität wird insgesamt besser, deine Träume werden ruhiger und bunter, dein Körpergewicht sinkt, dein Blutdruck bleibt konstanter bzw. sinkt, dein vegetatives Nervensystem hat weniger Stress, deine geistige Leistungsfähigkeit entfaltet ihr volles Potenzial und schließlich bedankt sich deine Haut mit einem frischeren Aussehen! – Was willst du mehr?

Zigarettenkonsum und Alkoholkonsum gehören für viele Menschen zusammen. Beide Suchtstoffe werden gern als „Problemlöser" konsumiert, gleichsam als Mittel zur Entspannung oder zum Stressabbau. Alkohol zu trinken und dabei Zigaretten zu rauchen, ist die am weitesten verbreitete Form des Mischkonsums.

Nahezu jedes Organ wird durch diese Kombination geschädigt, dadurch vervielfältigen sich die gesundheitlichen Risiken. Nachfolgende Grundinformationen habe ich von „das Suchtportal.de", stark modifiziert übernommen. Sobald Alkohol getrunken wird, steigt bei Rauchern parallel dazu der Zigarettenkonsum. Zwischen den beiden Drogen herrscht eine gegenseitige Anziehungskraft, die sich durch ihr Zusammenspiel im zentralen Nervensystem (ZNS) entwickelt Beide Stoffe überwinden die Blut-Hirn-Schranke, eine natürliche Barrierefunktion, die unser Gehirn vor schädlichen Krankheitserregern und Giftstoffen schützen soll.

Wichtige Nährstoffe fürs Gehirn lässt die Blut-Hirn-Schranke hinein und Abbauprodukte wieder hinaus, dadurch können unsere Gehirnzellen bestens arbeiten.

Die beiden legalen Drogen (Zigaretten, Alkohol), die unseren Körper mit schädlichen Inhaltsstoffen konfrontieren, überwinden bedauerlicherweise die Blut-Hirn-Schranke. Nun können sie die massive Ausschüttung des Glückshormons Dopamin (u. Serotonin) in Gang setzen. Dieses wiederum löst bei uns, den Konsumenten, eine sehr gewünschte Entspannung aus. Du wirst also sehr schnell für dein Handeln effektiv belohnt. Hinzu kommt noch, dass du in deinem Gehirn parallel zum Zigaretten- und Alkoholkonsum eine Art Erinnerungsvorgang in Kraft setzt, der dich daran erinnert, dass der jeweilige andere Stoff (Alkohol – Zigarette) positive Emotionen auslösen kann.

Eine Folge dieses Vorgangs: Der Biertrinker bekommt plötzlich Lust auf eine Zigarette oder den Raucher drängt es, dringend ein Bier zu trinken. Dass dieser Vorgang in deinem Unterbewusstsein abläuft, ist besonders fatal, weil du dann nur sehr schwer gegensteuern kannst. Des Weiteren führt der gleichzeitige Konsum von Nikotin und Alkohol noch nicht mal zum erhofften Ergebnis, ganz im Gegenteil. Anstelle von einer vermehrten Ausschüttung des Dopamins wird diese beim parallelen Konsum der beiden Drogen sogar blockiert. Da du dich jedoch weiterhin gut fühlen möchtest, erhöhst du den Konsum der beiden Drogen und schon ist der Circulus vitiosus (Teufelskreis) in Gang gesetzt!

Anders als beim Konsum von Alkohol, der häufig verharmlost wird, weiß jeder erwachsene Mensch, dass Rauchen der Gesundheit direkt schadet. Trotzdem stellt Rauchen das größte vermeidbare Gesundheitsrisiko in Deutschland dar. Das Bundesministerium für Gesundheit schreibt (07.2020): „Jährlich sterben in Deutschland über 120.000 Menschen an den Folgen des Tabakkonsums. Die Verringerung des Tabakkonsums und ein möglichst umfassender Schutz vor den Gefahren des Passivrauchens sind daher vordringliche gesundheitspolitische Ziele, die von der Bundesregierung mit aufeinander abgestimmten präventiven, gesetzlichen und strukturellen Maßnahmen verfolgt werden."

Die BZgA schreibt in ihrem „Leitfaden zur Kurzintervention bei Raucherinnen und Rauchern", dass zwei von drei rauchenden Patienten ihr Rauchverhalten selbst für problematisch halten und wünschen, dies zu ändern. Der Wunsch, vom Rauchen wegzukommen, ist also mehrheitlich da, nur ist die Umsetzung in die Realität sehr schwer, weil häufig eine manifeste Abhängigkeit schon längere Zeit besteht. Nikotin ist der Stoff, der die körperliche und psychische Abhängigkeit beim Rauchen verursacht.

Nikotin erreicht nach dem Einatmen in ungefähr 10 Sekunden das Gehirn, um dort seine Wirkung zu entfalten. Das Deutsche Krebsforschungszentrum (dkfz) sagt dazu: *„Im Gehirn bindet Nikotin an die sogenannten Acetylcholin-Rezeptoren, das sind für bestimmte biochemische Signalprozesse spezialisierte Bindungsstellen auf den Zellen. Es regt beispielsweise eine Steigerung der Dopamin-Produktion an, was mit einem unmittelbaren Wohlgefühl bzw. dem Gefühl von Beruhigung einhergeht. Neben der Anregung dieses Prozesses im sogenannten ‚Belohnungszentrum' des Gehirns wirkt das Nikotin außerdem anregend auf Hirnareale, die für Wachheit und die Steigerung der Aufmerksamkeitsleistung zuständig sind."*

Des Weiteren erstreckt sich die Wirkung von Nikotin auf das vegetative Nervensystem (Sympathikus, Parasympathikus u. Eingeweidenervensystem), was wiederum Einfluss auf das Verdauungssystem und die Blutgefäße (Blutdruckerhöhung) hat. Weil Nikotin die Blutgerinnung fördert, besteht eine gesteigerte Gefahr von Thrombosen. Diese Gefahr wird bei Frauen noch mal stark erhöht, wenn sie gleichzeitig die „Pille" einnehmen.

Nach etwa 2 Stunden ist nur noch die Hälfte von dem, was man zugeführt hat (Nikotin), im Körper vorhanden. Schon während des Abbauvorganges (über die Leber), entfaltet sich ein erneutes Rauchverlangen. Der Nikotinsüchtige möchte ein erneutes „Wohlgefühl" bewirken.

Wenn der Nikotinnachschub zu lange auf sich warten lässt, reagiert der Raucher bzw. die Raucherin mit ersten Entzugssymptomen, wie Unkonzentriertheit, Gereiztheit und allgemeiner Unruhe. Also erfolgt der Griff zur nächsten Zigarette. Der schnelle Griff zur Zigarette am Morgen zeugt insbesondere von der Nikotinabhängigkeit.

Nach häufigem Konsum gewöhnen sich die Gehirnzellen an das Nikotin und es entwickelt sich eine Toleranz (Unempfindlichkeit). Die Folge ist dann oftmals eine Dosissteigerung, um die gewünschten positiven Wirkungen weiterhin zu erreichen.

Neben dem körperlichen und psychischen Wohlbefinden, welches Nikotin beim Konsumenten auslöst, ist mit dem Rauchen häufig ein gutes soziales und kommunikatives Miteinander verbunden. Rauchen wird mit Genuss und das Nichtrauchen mit den negativen Entzugsgefühlen verknüpft. Deshalb werden Verhaltensweisen, die ungesund sind (Tabakkonsum), von den Betroffenen subjektiv dennoch als nützlich angesehen. **Es kommt wie immer bei vielem in unserem Leben jeweils auf die eigene Sichtweise an**.

Eine weitere deutliche Gefahr stellt das Passivrauchen dar. Das Deutsche Krebsforschungszentrum (dkfz) schreibt zum Thema Passivrauchen: „Passivrauchen bezeichnet das unfreiwillige Einatmen von Tabakrauch aus der Umgebungsluft. In die Umgebungsluft gelangt der Tabakrauch zum einen durch das Wiederausatmen des Hauptstromrauchs beim aktiven Rauchen, zum anderen durch das Glühen des Tabaks zwischen den Zügen, den sogenannten Nebenstromrauch. Letzterer macht beim Passivrauchen den Hauptteil der Tabakrauchbelastung aus."

„In seiner Zusammensetzung unterscheidet sich der Tabakrauch beim Passivrauchen nicht vom Tabakrauch, der beim aktiven Rauchen inhaliert wird. Er enthält giftige Substanzen, wie zum Beispiel Ammoniak, Stickstoffoxide und Schwefeloxid, die die Augen und oberen Atemwege reizen, und krebserzeugende Substanzen, wie zum Beispiel die organischen Verbindungen Benzol und Vinylchlorid sowie die anorganischen Verbindungen Arsen, Cadmium, Chrom und das radioaktive Isotop Polonium-210.

Viele der giftigen und krebserzeugenden Substanzen sind im Nebenstromrauch deutlich höher konzentriert als im Hauptstromrauch. Die Folge sind zahlreiche zum Teil schwere Erkrankungen durch Passivrauchen."

Auf dem Online-Gesundheitsportal, NetDoktor schreibt die Wissenschaftsjournalistin Carola Felchner im Januar 2020: „Bezüglich des Passivrauchens bei E-Zigaretten gibt es noch kaum (aussagekräftige) Studien. Eine Untersuchung, die die Ludwig-Maximilians-Universität München im Auftrag des Bayerischen Landesamts für Gesundheit und Lebensmittelsicherheit durchführte, lieferte erste Hinweise. In einem Raum, in dem zwei Stunden lang E-Zigaretten gedampft wurden, stellten die Forscher krebserregende und allergieauslösende Partikel in der Luft fest, z. B. das Nebelfluid Propylenglykol, das Augen und Atemwege reizen kann. „Wenn Schadstoffpartikel tiefer in die Lunge eindringen, können sie deren Funktion beeinträchtigen oder Entzündungen verursachen. Bei Menschen mit Asthma, die bei E-Zigaretten unfreiwillig mitdampfen, können die Giftstoffe Anfälle auslösen und die Beschwerden verstärken."

Für mich bleibt festzuhalten, dass Passivrauchen mittels Tabakrauch oder E-Zigaretten in jedem Fall gesundheitsschädlich ist. Insbesondere Kinder, Schwangere oder chronisch Kranke leiden massiv unter einem Passivrauchen.

Nichtraucher verspüren oft schon nach wenigen Minuten in einem verqualmten (oder bedampfen) Raum, dass die Augen brennen und ein Kratzen in den Atemwegen festzustellen ist. Von daher ist die wirkungsvollste Maßnahme gegen Passivrauchen ein durchgängiges Rauchverbot in allen geschlossenen Räumen.

Dass der Nichtraucherschutz (seit Juli 2008) wirkt, „zeigen zahlreiche Studien zu den internationalen und nunmehr auch zu den deutschen Erfahrungen nach Einführung von Nichtraucherschutzgesetzen. Insbesondere die Einführung einer umfassend rauchfreien Gastronomie führt zu einer deutlichen Verbesserung der Luftqualität in den Gasträumen und zu einer Verbesserung von Gesundheitsbeschwerden bei den Gastronomiemitarbeitern." Diese Aussagen beziehen sich auf Band 15 aus der „Roten Reihe" vom Deutschen Krebsforschungszentrum, Heidelberg (2010).

Das Bundesministerium für Gesundheit schreibt (2020): „Etwa seit den 1980er-Jahren sind die Anteile der Raucher in der erwachsenen Bevölkerung leicht rückläufig. In Deutschland rauchen insgesamt 23,8 Prozent Frauen und Männer ab 18 Jahren. Männer rauchen mit 27 Prozent häufiger als Frauen, die zu 20,8 Prozent rauchen. Bei den Jugendlichen ist ein deutlicher Rückgang in der Raucherquote zu beobachten.

Hier hat sich seit fünfzehn Jahren der Anteil der rauchenden 12- bis 17-Jährigen erheblich reduziert. Er ist von 27,5 Prozent im Jahr 2001 auf 7,2 Prozent im Jahr 2017 gesunken. Auch bei jungen Erwachsenen im Alter von 18 bis 25 Jahren geht das Rauchen zurück. 2001 rauchten 44,5 Prozent. Im Jahr 2018 taten dies noch 24,8 Prozent." Die oben genannten 23,8 Prozent entsprechen ungefähr 12 Millionen Menschen.

Falls du liebe Leserin, lieber Leser, zu der Gruppe der Raucherinnen/Raucher gehörst, kann ich gut verstehen, dass eine Veränderung des Rauchverhaltens (mit Ziel des Ausstiegs) für dich als Betroffene(n) einen schweren und langwierigen Prozess darstellt. Trotzdem möchte ich dich ermuntern, den Weg aus der Nikotinsucht heraus anzutreten.

Du bist selbst im Gesundheitswesen tätig, dir sind von daher die gesundheitlichen Gefahren und die möglichen Folgeerkrankungen, die das Rauchen mit sich bringt, insbesondere bewusst.

Selbstreflexion

Das Wichtigste ***beim Ausstieg*** ist wohl, deine ***persönliche Motivation*** zu finden. Liste einfach mal auf, was dir alles in den Sinn kommt, wenn du auf den **„Glimmstängel" verzichten könntest. Deine Liste …?**

Ich erkenne folgende Vorteile, die für ein Leben ohne „Qualm" sprechen: Dein Risiko, an Lungenkrebs zu versterben, sinkt mit jedem Jahr drastisch. Schon nach drei Monaten Rauchabstinenz verbessert sich deine Lungenfunktion um bis zu 30 Prozent, so schreibt die BZgA. Auch andere Krebsarten, bei Frauen der Brustkrebs und der Gebärmutterhalskrebs, sind nach einem Rauchstopp rückläufig.

Deine lästigen Hustenanfälle sowie die Kurzatmigkeit sind ebenfalls rückläufig und die Nasennebenhöhlen nicht mehr verstopft.

Dein äußeres Erscheinungsbild und deine körperliche Fitness nehmen zu. Durch den Rauchstopp lässt sich deine vorzeitige Alterung insgesamt bremsen. Die Haut wird glatter und erhält ein frischeres Aussehen. Deine Geschmacks- und Geruchsnerven freuen sich, wieder voll aktiv sein zu dürfen. Die gelblichen Verfärbungen der Zähne gehen zurück. Der stetige unangenehme Geruch aus den Haaren und der Kleidung verschwindet.

Dein Geldbeutel freut sich auch, weil die Ersparnisse immens sind, im Monat etwa 150 Euro (bei einem Schachtelpreis von 5 €). Im Jahr kommt dann ca. 1.800 Euro zusammen, die du sicherlich für andere tolle Sachen nützen könntest. In Deutschland klettert zurzeit (08.2020) der durchschnittliche Preis für eine Schachtel Zigaretten auf rund 6,50 Euro.

Jede gerauchte Zigarette (E-Zigarette) reduziert deine Lebenszeit! Raucher verkürzen ihre Lebenszeit durch den Tabakkonsum um circa zehn Jahre (NetDoktor 2019). Folglich verlängert jede nicht gerauchte Zigarette deine Lebenszeit! Je weniger du rauchst, desto besser ist es. Wenn du dich nicht zu einem gänzlichen Aufhören überwinden kannst, wäre es sinnvoll, zumindest die tägliche Anzahl gerauchter Zigaretten zu reduzieren.

Erfahrungswerte von erfolgreichen Aussteigern/Aussteigerinnen bekunden, dass sie es mit professioneller Unterstützung schneller und beständiger geschafft haben. Die kostenfreien BZgA-Telefonberatungen zur Rauchentwöhnung unter 0 800 8 31 31 31 stehen dir gerne zur Verfügung, ebenso das Online-Ausstiegsprogramm. **Der Hausarzt kann dir mit einer zu dir passenden Nikotinersatztherapie zur Seite stehen**. Infrage kommen Nikotinkaugummis oder –pflaster, ebenso Nikotinlutschtabletten oder Nikotinnasensprays. Dadurch wird die körperliche Abhängigkeit nach ein bis zwei Wochen überwunden sein. Da die psychische Abhängigkeit viel ausgeprägter ist, solltest du eine verhaltenstherapeutische Unterstützung aufsuchen. Die psychologischen Bewältigungsstrategien, um deine konditionierten Verhaltens- bzw. Rauchmuster zu verlernen, sind für deinen Lebensalltag elementar. Situationen und Stimmungen, die früher automatisch mit einer Zigarette verknüpft waren, sollen erkannt und möglichst durch genussvolle Alternativen ersetzt werden. Auch dein soziales Netzwerk spielt beim Rauchentzug eine wichtige Rolle. Deine Arbeitskollegen, deine Familie und Freunde solltest du über deine Absichten zur Rauchentwöhnung informieren, sozusagen Verbündete schaffen.

Da der Griff zur Zigarette häufig im Zusammenhang mit Stressempfinden entstanden ist, können dir langfristig gesehen, individuelle Entspannungstechniken und sportliche Aktivitäten (endlich wieder frei atmen!), die dir Spaß machen, zur Unterstützung und Stärkung deines Lebens ohne Nikotin dienen.

Wenn du gut motoviert den Kampf gegen die Nikotinsucht antrittst und dabei professionelle Hilfe in Anspruch nimmst, besteht eine große Chance, aus diesem Kampf als Sieger bzw. vom Nikotin Befreiter herauszugehen. Die Entscheidung gegen deine Nikotinabhängigkeit musst du immer wieder aufs Neue treffen, ich wünsche dir viel Erfolg dabei!

Medikamentenabhängigkeit und andere Abhängigkeiten

Die Bundesärztekammer und die Deutsche Hauptstelle für Suchtfragen (DHS) schätzte für das Jahr 2019, dass rund 1,5 bis 1,9 Millionen Menschen in Deutschland medikamentenabhängig sind. Experten gehen von einer beträchtlichen Dunkelziffer aus. Der „Epidemiologische Suchtsurvey" (ESA) ist eine regelmäßig durchgeführte repräsentative Erhebung zum Suchtmittelkonsum (von Alkohol, Tabak, illegalen Drogen sowie Medikamenten) in der erwachsenen Bevölkerung Deutschlands. Der Survey kann nur Aussagen zum Konsum von Menschen bis zum vierundsechzigsten Lebensjahr machen. Da der Medikamentenkonsum im höheren Lebensalter häufig zunimmt, ist davon auszugehen, dass auch medikamentenbezogene Probleme im Alter zunehmen.

Ein hohes Suchtpotenzial besitzen vor allem Beruhigungs-, Schlaf- und Antischmerzmittel. Zum Beispiel sollten Benzodiazepine (wie Diazepam) und Z-Substanzen (Schlafmittel) sowie opioidhaltige Antischmerzmittel (wie Oxycodon) nur kurzfristig bei akutem Bedarf eingenommen werden.

Am gefährlichsten für eine schnelle Abhängigkeit sind starke Antischmerzmittel (Opiate), die nur mit speziellem Betäubungsmittelrezept abgegeben werden dürfen.

Ein problematischer Gebrauch und schließlich Abhängigkeit von psychoaktiven Medikamenten ist in Deutschland ähnlich hoch wie die Alkoholmissbrauchsrate und die Alkoholabhängigkeit. Anders als beim Alkohol dient der Medikamentenkonsum nicht zum Genuss. Auch ist ein Rauscherlebnis nicht bezweckt, vielmehr dient der Medikamentenkonsum von Benzodiazepinen (Diazepam) zum Abbau von Spannungs-, Erregungs- und Angstzuständen, einschließlich der Behandlung von Panikattacken. Die sog. Z-Substanzen sind Hypnotika (Medikamente zur Behandlung von Schlafstörungen), z. B. Zopiclon, welches schlafanstoßend wirkt. Antischmerzmittel, wie Ibuprofen, welches bei leichten bis mittelschweren Schmerzen eingenommen wird, oder gar das opioidhaltige Oxycodon, welches bei starken bis sehr starken Schmerzen eingenommen wird, gehören ebenfalls dazu.

Alle beispielhaft genannten Arzneimittel besitzen ein erhebliches Suchtpotenzial, das zur Medikamentenabhängigkeit führen kann. Von daher ist es ein unbedachtes Vorgehen, wenn Beruhigungs- und Schlafmittel auch bei allgemeinen Befindlichkeitsstörungen wie Überlastung, Nervosität und Erschöpfung verwendet werden. In diesen Fällen wären geeignete Entspannungstechniken und moderat betriebener Freizeitsport die viel bessere Alternative.

In unserer schnelllebigen, medialen und stressigen Lebenswelt fühlen sich viele Menschen überfordert. **Insbesondere in der Arbeitswelt wird ein „Weiterfunktionieren" allzeit von uns gefordert (bzw. wir fordern und erwarten es von uns selbst)**. Dabei werden auftretende Schmerzen, Schlafstörungen und Ängste mit dem schnellen Griff zur Tablette korrigiert bzw. sediert. Insbesondere Antischmerzmittel, wie Ibuprofen, Paracetamol, Aspirin oder Naproxen, die mit oder ohne Rezept erhältlich sind, lassen die Vermutung zu, dass ihre Dosierung und/oder die Einnahmedauer überschritten werden. Wenn die in der Verpackungsbeilage angegebene Dosierung oder die Einnahmedauer überschritten wird, spricht man von einem Missbrauch. Bei einem länger bestehenden Missbrauch können massive Nebenwirkungen auftreten, wie Magenblutungen, Nierenschäden oder auch Schlaganfälle.

Dass sich fast 2 Millionen Menschen (die Dunkelziffer liegt wahrscheinlich erheblich höher) durch eine längerfristige Einnahme von Arzneimitteln eine Stabilisierung ihrer Leistungsfähigkeit erhoffen, ist erschreckend. Sobald jedoch nur mithilfe von Arzneimitteln, die in der Regel ausschließlich für einen kurzfristigen Einsatz gedacht sind, der normale Arbeitsalltag bewältigt werden kann, muss dringend gegengesteuert werden.

Da eine Medikamentensucht sich meist schleichend entwickelt, wird sie häufig erst spät erkannt. Eine vorhandene Abhängigkeit zeigt sich durch ein kaum beherrschbares Verlangen nach der jeweiligen Substanz. Ihr abruptes Absetzen führt zu körperlichen und psychischen Entzugserscheinungen.

Die Pflegeberufe zählen in Deutschland eindeutig zu den am stärksten belasteten Berufsgruppen. Die bestehenden Arbeitsbedingungen, wie Schichtdienst, Personalmangel, stetig steigende Patienten- und Heimbewohnerzahlen, anhaltender Zeitdruck und organisationsbedingte Belastungen, nehmen zu. Laut der Bundesagentur für Arbeit waren 2019 rund 1,7 Millionen Pflegekräfte in der Kranken- und Altenpflege sozialversicherungspflichtig beschäftigt. Von daher ist zu vermuten, dass allein aus den bevölkerungsstatistischen Angaben heraus etliche Pflegekräfte von einer Suchtform betroffen sind. Gewiss kommt hinzu, dass durch die beträchtliche Arbeitsbelastung Pflegekräfte immer wieder an ihre persönlichen Grenzen stoßen.

Gleichzeitig stellt der arbeitstechnische Vorgang, für die Verabreichung und Verteilung von psychoaktiven Medikamenten zuständig zu sein, ein großes Gefährdungspotenzial dar. Der leichte Zugriff zu den verschreibungspflichtigen Medikamenten besteht jederzeit und durch deren Einnahme wird von den überforderten Pflegekräften Erleichterung gesucht.

Medikamentenmissbrauch im Klinikalltag (u. Altenwohnheim) ist verhältnismäßig unauffällig. Abhängige können ihre Sucht trotz aufwendiger Kontrollmechanismen gegenüber Kollegen und Vorgesetzten lange Zeit vertuschen. Erst wenn „Auffälligkeiten" in Bezug auf den Verbrauch von psychoaktiven Medikamenten auftreten, wird über einen Zusammenhang von Medikamentenmissbrauch nachgedacht. Beispiele für Auffälligkeiten sind folgende: Größere Mengen von Medikamenten werden bestellt oder sind verschwunden, falsche Eintragungen im BTM-Buch tauchen auf (Dokumentation der Betäubungsmittelbestände), Medikamentenbestände aus dem Betäubungsmittelschrank kommen abhanden.

Dadurch, dass der Abhängigkeitskranke Medikamente einnimmt, die für die Patienten oder Bewohner bestimmt sind, macht er sich straffällig. Durch diesen Umstand gerät er in ein zusätzliches Dilemma, weil er eine Strafverfolgung und seinen Arbeitsplatzverlust befürchtet. In der Regel besteht unter dem Personal des Gesundheitswesens eine große Solidarität und genau diese verhindert, dass eine Frühbehandlung bei dem suchtkranken Kollegen durchgeführt werden kann.

Einen abhängigkeitskranken Mitarbeiter rechtzeitig bei Auffälligkeiten am Arbeitsplatz anzusprechen, wäre aber das richtige Vorgehen, weil sie sich selbst und andere (Patienten, Bewohner) unter dem Einfluss von psychoaktiven Medikamenten gefährden.

Sobald der direkte Vorgesetzte Kenntnis vom Medikamentenmissbrauch seines Mitarbeiters hat und es zu einem Arbeitsunfall oder zur Gefährdung von Dritten kommt, kann der Beschäftigte selbst sowie der Vorgesetzte haftbar gemacht werden. Der Vorgesetzte wäre durch seine Kenntnisse verpflichtet gewesen, rechtzeitig einzuschreiten. Unter Umständen kann auch der Versicherungsschutz bei Arbeitsunfällen unter Einfluss von psychoaktiven Medikamenten entfallen.

Arbeitsrechtliches, aber auch ein menschlich vorsorgliches Verhalten bei Kenntnis von der Medikamentenabhängigkeit eines Mitarbeiters wäre folgendes Vorgehen: Es erfolgt ein sofortiges Erstgespräch mit der/dem Betroffenen. Bis zur Klärung des weiteren Vorgehens wird der Betroffene von der Arbeit freigestellt. Der/die Vorgesetzte informiert Mitarbeiter in der Suchtberatungsstelle für Beschäftige (bei größeren Einrichtungen), den Betriebsärztlichen Dienst und den Personalrat, um gemeinsam mit dem Betroffenen ins Gespräch zu kommen.

Hierbei wird das weitere Vorgehen erörtert und verbindliche Absprachen werden schriftlich festgehalten. Bei diesem ganzen Geschehen gilt der Grundsatz, Hilfe und Unterstützung sowie Weiterbeschäftigung stehen bei positiver Prüfung der persönlichen Voraussetzungen an erster Stelle. Arbeitsrechtliche Maßnahmen stehen hintenan.

Nach Angaben der DHS haben Abhängigkeit und Substanzmissbrauch gute Behandlungschancen. Nicht nur die dauerhafte Abstinenz stellt einen Behandlungserfolg dar, sondern auch, dass nach der Diagnosestellung eine adäquate Therapie erfolgt.

Wer unter einer Medikamentensucht leidet und Hilfe sucht und dabei anonym bleiben möchte, kann über die Sucht- und Drogen-Hotline der Bundeszentrale für gesundheitliche Aufklärung (BZgA) unter der Rufnummer 01806 313031 Informationen und Hilfe erlangen.

Neben den bisher genannten stofflichen Substanzen, die zu einer Abhängigkeit bzw. Sucht führen können, gehören noch folgende Drogen, die in Deutschland konsumiert werden: Haschisch u. Marihuana, Kokain u. Crack, LSD u. Meskalin. Ebenso die Gruppe der Amphetamine (synthetische chemische Verbindung) wie Speed, Crystal, Glass und die „Partydroge" Ecstasy (Mischung von Amphetaminen u. a.).

Es gibt auch Abhängigkeitskranke, die gleichzeitig zwei Stoffe (Kombinationsform) einnehmen (z. B. Medikamente und Alkohol, Kokain u. Alkohol, Ecstasy und Cannabis etc.). Dass durch die möglichen Wechselwirkungen der jeweiligen Drogen ein stark erhöhtes Gesundheitsrisiko besteht, erklärt sich von selbst.

Abschließend zu Thema Sucht möchte ich noch zwei nichtstoffliche Abhängigkeiten aufführen, die die WHO (07.2019) zur Gruppe der Krankheiten eingestuft hat. Es handelt sich um die Computerspielsucht und die Sexsucht. Für die Praxis bedeutet das, die gesetzlichen Krankenkassen bezahlen auf Antrag eine Psychotherapie.

Vielleicht denkt der eine oder andere, es sei überspitzt, wenn er liest, die WHO hat Computerspiel- und die Sexsucht als Krankheit anerkannt. Doch dass hinter den beiden Verhaltensauffälligkeiten mehr als nur eine Willensschwäche steckt, ist bei genauer Betrachtung offensichtlich.

Dass ein Gamer oder eine Gamerin sich in eine „eigene virtuelle Welt" vertiefen möchte, um sich auf eine möglichst aufregende Art und Weise zu unterhalten, ist nachvollziehbar. Sich die Zeit mit gut gemachten Spielen zu vertreiben, gehört inzwischen wie selbstverständlich zum Lebensalltag dazu. Das Zocken, Daddeln oder Gamen, wie Insider es nennen, nimmt an Beliebtheit zu. Wenn dieses „Sich-von-der-

Außenwelt abschotten", in einem normalen Freizeitmodus geschieht, ist dagegen nichts auszusetzen. Sobald jedoch ein nicht mehr beherrschbares Verlangen, ein zwanghafter Drang zum Gamen vorhanden ist, spricht man von Spielsüchtigen. Bei den Spielsüchtigen dreht sich alles nur noch um das Gamen. Das Spielen wird mittels Videospielen bzw. Online-Spielen, Konsolenspielen oder Spielen übers Smartphone durchgeführt.

Neben der Computerspielsucht gibt es noch die Glücksspielsucht. Diese Abhängigkeit entsteht z. B. an Spielautomaten, in Kasinos oder online. Die DHS schreibt: „Die Glücksspielsucht wird fälschlicherweise immer noch zu den so genannten ‚Neuen Süchten' gezählt. Jedoch ist nichts neu an der Glücksspielsucht, außer ihrer ansteigenden Verbreitung." – „Die Begriffe Spielsucht, süchtiges bzw. pathologisches Spielen/Spielverhalten/ Glücksspiel werden in der Regel synonym verwandt."

Ähnlich wie bei anderen Abhängigkeitserkrankungen beziehen sich die Störungen bei der Computerspielsucht und der Glücksspielsucht auf die Unfähigkeit der Betroffenen zur Abstinenz und das Ertragen von Folgeschäden, im Falle der Glücksspielsucht häufig hohe Schulden.

Einen Selbsttest auf Spielsucht gibt es auf der Webseite check-dein-Spiel.de von der BZgA.

Von einem Sexsüchtigen spricht man, wenn Sex zum Lebensinhalt wird. Der Süchtige ist durch eine zwanghafte sexuelle Betätigung trotz negativer Konsequenzen allzeit auf der Suche nach dem Kick. Betroffene zeigen folgende Verhaltensweisen: Ständig wechselnde Sexualpartner, fortwährende sexuelle Fantasien, exzessiven Pornofilm-Konsum und häufiges Masturbieren. Das unkontrollierbare sexuelle Verlangen bringt schließlich keine Befriedigung mehr.

Die Computerspielsucht und die Glückspielsucht sowie die Sexsucht führen zur Vernachlässigung des Lebensalltags und elementarer Aufgaben. Dieses Verhalten bewirkt, dass Beziehungen zerbrechen und es im Arbeitsleben zu massiven Problemen kommt, die schließlich zum Verlust des Arbeitsplatzes führen können.

In dieser Situation erfolgt eine zunehmende Isolierung. Die Betroffenen entwickeln einen hohen Leidensdruck, der sich körperlich und psychisch zeigt. Ihr „Tun" macht ihnen keine wirkliche Freude mehr, vielmehr fühlen sie sich nur noch getrieben, ihrer Sucht nachzukommen. Die permanente Anspannung und der Bewegungsmangel führen zum Dauerstress und somit zu einer massiven Ausschüttung des Dauerstresshormons Cortisol. Die Folgen daraus sind z. B. Schlaflosigkeit, Gewichtzunahme und Bluthochdruck.

Die aufgeführten nichtstofflichen Abhängigkeiten können jeweils durch eine ambulante Verhaltenstherapie, die in Einzelsitzungen oder teilweise in Gruppensitzungen erfolgt, durchgeführt werden. Bei der Computer- oder Spielsucht kommt je nach Schweregrad der Erkrankung auch eine stationäre Therapie infrage. Des Weiteren ist das Ziel bei der Behandlung von Spielsucht, ein abstinentes Verhalten zu trainieren, eine lebenslange Abstinenz ist jedoch unwahrscheinlich. Rückfälle kommen bei dieser Suchtform häufig vor. Es geht darum, dass die Betroffenen ihr Leben wieder meistern können und sie ihre Selbstkontrolle und Spieleeinschränkungen gezielt in den Lebensalltag integrieren können.

Bei der Sexsucht wird im Rahmen der Therapie keine sexuelle Abstinenz angestrebt. Vielmehr geht es darum, den Betroffenen Wege zu einem normalen Umgang mit ihrer Sexualität aufzuzeigen, damit die Sexualität nicht weiterhin ihr ganzes Leben bestimmt. Mit therapeutischer Hilfe lässt sich die Kontrolle über das Sexualleben zurückgewinnen.

Wie schon bei den anderen Suchtformen hält die BZgA eine Telefonnummer bereit, um Hilfe und Informationen zur Computer- und Spielesucht (Glücksspiele) zu vermitteln. Die Rufnummer lautet: 0800 1372700

Sexsüchtige erfahren Hilfestellungen in den Pro-Familia-Beratungsstellen, von denen es 180 bundesweit gibt. Die Telefonnummer des Bundesverbandes lautet 0692 6957790.

Liebe Leserin, lieber Leser, sich abhängig machen von …?, süchtig werden nach …? gehört aus meinem Verständnis zu unserm Menschsein dazu. In den 70er-Jahren kursierte der Slogan: **Jeder Mensch hat seine Droge**! Sobald jeder von uns sich wirklich selbstkritisch betrachtet, wird er wahrscheinlich feststellen, wo seine alltäglichen Abhängigkeiten vorhanden sind.

Dass ich dem Thema Genussmittel und Abhängigkeiten so großen Raum innerhalb meines Buches gegeben habe, liegt an meinem Bestreben, dich besonders sensibel für das Konsumieren der verschiedenen Substanzen zu machen. Ebenso sehe ich es als sinnvoll an, dass du deine Verhaltensweisen gegenüber nichtstofflichen Abhängigkeiten, zu denen auch die Arbeits- und Kaufsucht, z. B. Klamottensucht, gehört, immer wieder hinterfragst.

Im nun folgenden Teil II empfehle ich dir gerne zwei Aktivitäten, (Ausdauertraining u. Meditation), die du ohne Gefahr, selbst wenn du davon abhängig wirst, lebenslang ausüben kannst.

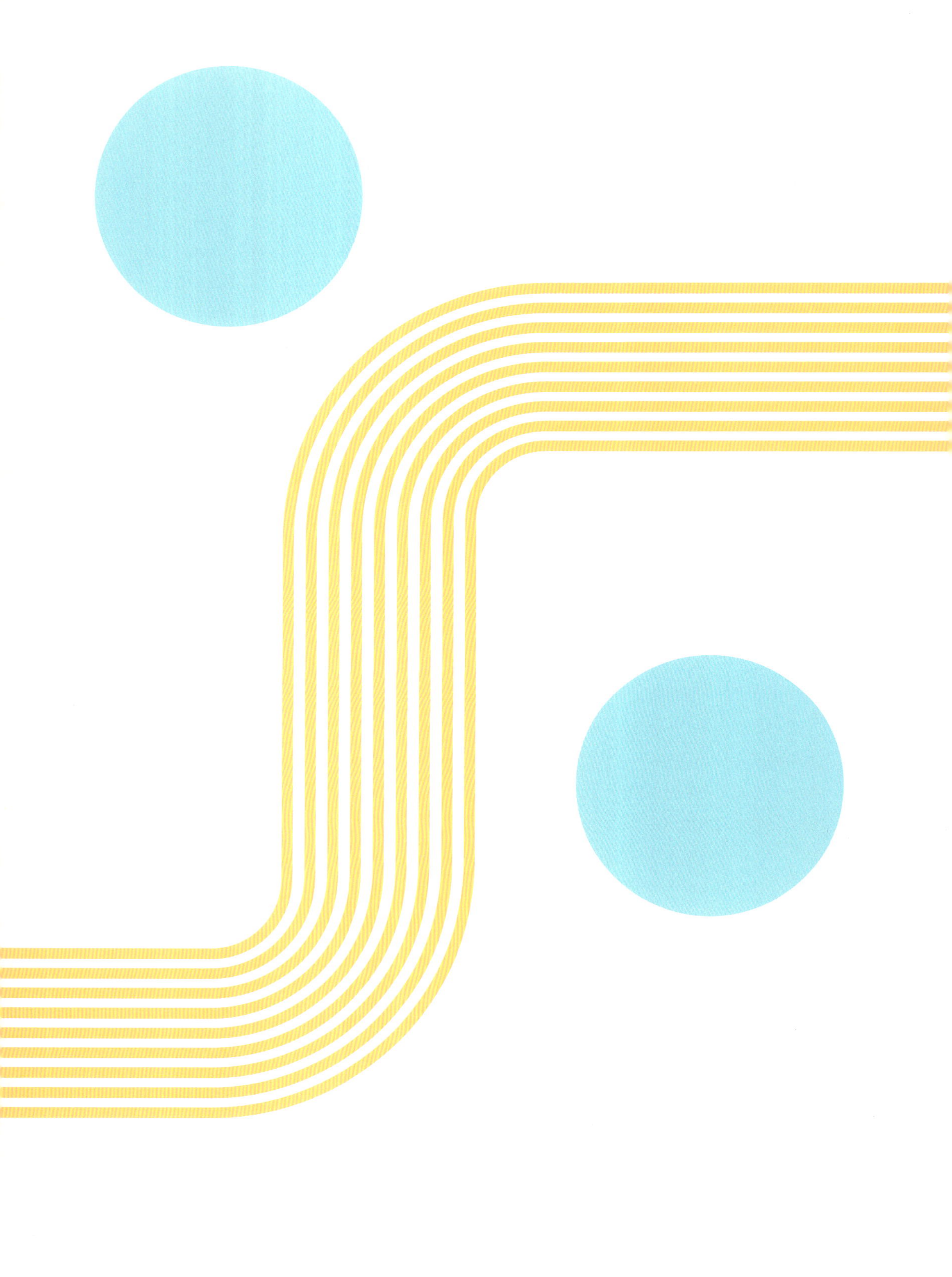

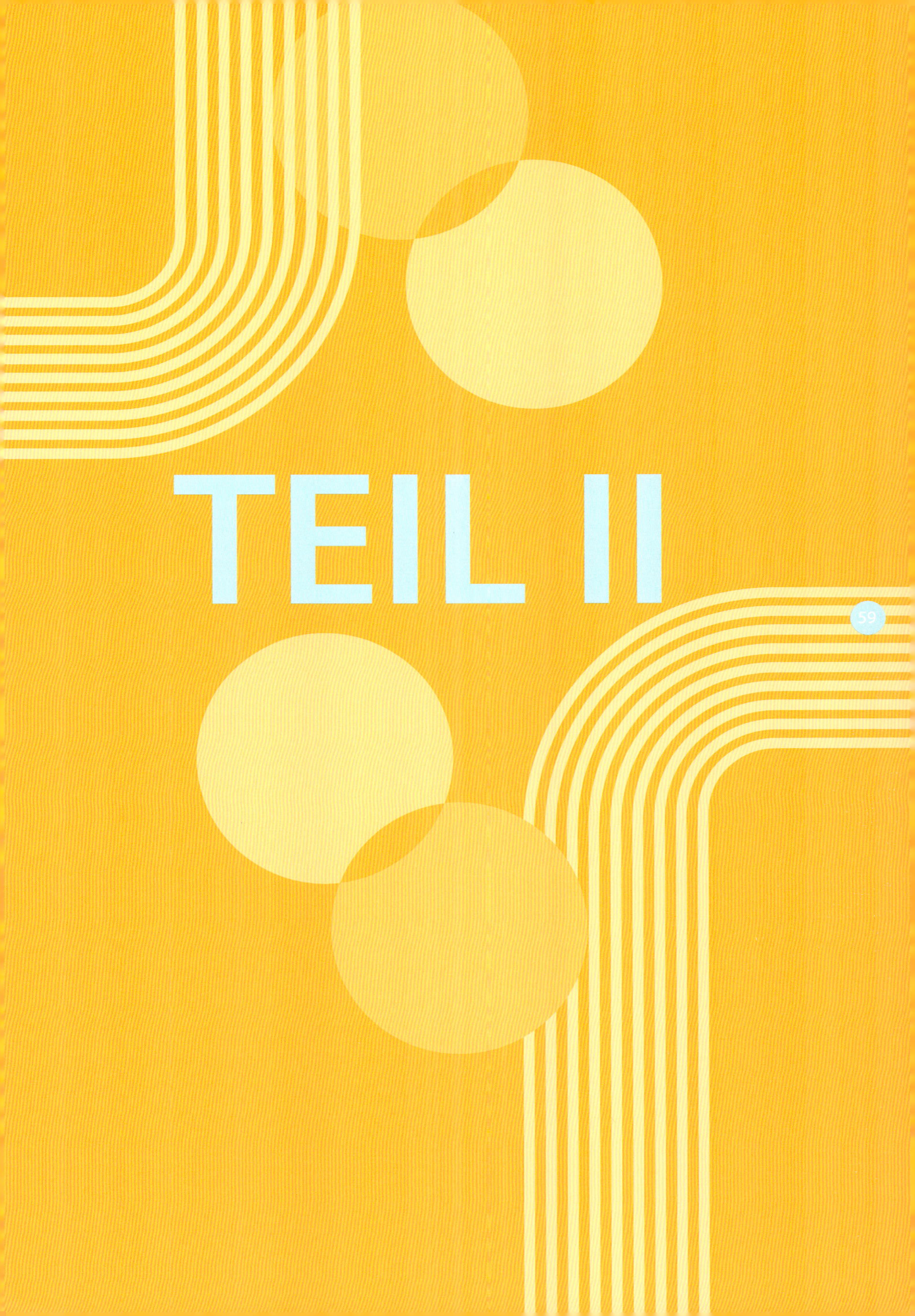

TEIL II

Ausdauertraining, Myokine und Telomere

Wie ich erörtert habe, liegen uns Ausdauerbewegungen in den Genen und weil Dehydroepiandrosteron (DHEA), das Antistresshormon, mit zunehmendem Alter weniger vorhanden ist, lautet mein Slogan: Sport ist wichtig – lebenswichtig ab dem vierzigsten Lebensjahr!

Ausdauertraining kann durch verschiedene Sportarten realisiert werden. Wer unsicher ist, welche Sportart er aus medizinischer Sicht durchführen darf, der sollte sich vorab durch eine sportmedizinische Untersuchung Sicherheit verschaffen. Allgemein gilt: Schwimmen, Radfahren und Walking sowie das Wandern (in ebenem Gelände) sind bestens geeignet, um ein **moderates Ausdauertraining** zu betreiben. Alle vier Sportarten stellen gelenkschonende Aktivitäten dar.

Das Schwimmen bzw. das Eintauchen ins kühle Nass ermöglicht es dir, dich zu entspannen, dich leicht und frei zu fühlen, dich von der übrigen Welt ein wenig abzusondern. Die Belastung auf die Gelenke und Knochen ist so gering wie bei keiner anderen Sportart. Im Wasser ist auch das Verletzungsrisiko sehr gering. Deine Muskeln am ganzen Körper werden bei den verschiedenen Schwimmsportarten trainiert und gefordert. Beim ausdauernden Schwimmen kannst du deinen Kalorienverbrauch bestens ankurbeln.

Radfahren hilft ebenso, Abstand von allem zu gewinnen. Ob du dir den Ärger (Stress) von der Seele fährst oder nur gemütlich dahin radelst und die frische Luft genießt, nach einer Radtour fühlst du dich einfach gut. Das Fahrrad ist auch ein ideales Sportgerät, wenn es darum geht, deinen Kreislauf durch eine erhöhte Belastungsintensität stärker anzuregen. Dabei kannst du durch einen niedrigen Gang und gleichzeitige Erhöhung der Trittfrequenz besonders gelenkschonend unterwegs sein. Wer mit dem Mountainbike neben der Steigerung der Ausdauer noch ein Koordinationstraining absolvieren möchte, dem empfehle ich, im Wald unterwegs zu sein. Hier musst du ständig reagieren und ausweichen, sowie dein Gewicht verlagern, um voranzukommen. Das Tragen eines Fahrradhelms ist aufgrund des erhöhten Sturzrisikos erforderlich. Bei einer Radtour im Wald ist es ebenso unabdingbar, genügend Rücksicht gegenüber dem Wanderer, Walker (Nordic Walker) und Jogger aufzuweisen. Hunde und ihre Halter gehören ebenso zu dem Kreis, die Erholung im Wald suchen. Hier gilt es unbedingt ein gutes Miteinander zu praktizieren, denn der Wald „gehört" allen!

Wer (stolzer) Besitzer eines E-Bikes bzw. eines Pedelecs ist, kann mit Leichtigkeit in hügeliges und bergiges Gelände, ohne sich zu quälen, radeln. Seitdem ich ein E-Bike fürs bergige Fahren verwende, fühle ich mich „stundenweise" wie ein 30-Jähriger.

Bei der Freizeit-Sportart Walking wird eine höhere Geschwindigkeit angestrebt als beim natürlichen Gehen oder beim Wandern. Beim Walken sollten die Hände immer leicht geöffnet bleiben und nicht zu Fäusten geballt werden, um deinen Bewegungsablauf nicht zu stören. Durch einen aktiven Armschwung kannst du einen dynamischen Stil hervorrufen, der dir ein noch schnelleres Gehen ermöglicht. Diese Art der Fortbewegung kommt dem Joggen sehr nahe, wobei das Joggen gegenüber dem Walken eine deutlich höhere körperliche Aktivität darstellt und damit auch der Energieverbrauch höher ist. Jedoch treten beim Joggen häufiger orthopädische Probleme auf als beim Walken. Beim Walken wie beim Joggen kannst du gut „abschalten" und dich in den Bewegungsablauf hineinfallen lassen. Vielleicht ist Walking genau die richtige Sportart für dich?

Nordic Walking zählt zu den Trendsportarten. Bei diesem Sport spielt der Bewegungsrhythmus von Armen und Beinen eine große Rolle. Beim Nordic Walking werden im Unterschied zum Walking zusätzlich Laufstöcke eingesetzt. Hierbei kommt es auf den richtigen Stockeinsatz an, der geübt werden muss, damit es nicht zu Verspannungen an der Nackenmuskulatur kommt. Nordic Walking ist praktisch ein Ganzkörpertraining, weil es fast alle Muskeln des Körpers beansprucht. Neben der Bein- und Gesäßmuskulatur werden durch den Einsatz der Stöcke auch die Arm-, Schulter- und Rückenmuskeln trainiert. Auch hier gilt: Je mehr Muskeln beansprucht werden, desto höher ist auch der Kalorienverbrauch. Nordic Walking lässt sich auch gut in einer Gruppe durchführen. Gruppensport hat den Vorteil, dass man sich gegenseitig unterstützen und motivieren kann. Die verabredeten Walking-Termine helfen auch, eine gewisse Regelmäßigkeit einzuhalten.

Das Wandern ist des Müllers Lust, heißt es in einem alten deutschen Volkslied. Im Jahr 2020 gab es in der deutschsprachigen Bevölkerung rund 7,03 Millionen Personen, die häufig in ihrer Freizeit wandern gingen. So weist es die Plattform „de.statista.com" aus. Rund 17 Millionen Personen in Deutschland favorisieren Wanderurlaub, wobei die über 50-Jährigen die größte Altersgruppe unter den Wanderern darstellt. Dem Wandern wird eine Art von Heilkraft zugesprochen, denn neben dem Bewegen der Beinmuskeln werden unsere Sinne gereizt. Das Gehen in der Natur kommt dem Körper, dem Geist und der Seele zugute. Das Hinausgehen zu den Bäumen, der klaren Luft und den Vögeln hat seinen besonderen Reiz. Sich im Grünen aufzuhalten und das Wahrnehmen der verschiedenen Panoramen kann ein besonderes psychisches Wohlgefühl hinterlassen.

Selbstreflexion

Bist du schon mal gewandert, allein oder in einer Gruppe? Wie hast du dich dabei gefühlt?

Dass das Bergwandern besondere Augenblicke schenken kann, ist bei den häufig atemberaubenden Panoramen gut nachvollziehbar. Das Wahrnehmen eines Gebirgsbaches (mit allen Sinnen) und das Bewundern der verschiedenen Blütenpflanzen sowie der verschiedenen Pflanzenarten bringen dich der Natur sehr nahe. Selbst in großer Höhe findest du noch Pflanzen, die dort ihren Lebensraum haben. In den Bergen lernst du auf eindrückliche Weise die Schönheit der Schöpfung neu zu sehen.

Bevor du dich jedoch zum Bergwandern aufmachst, wäre es gut, eine gewisse Kondition aufzuweisen. Denn wer trainiert ist, hat auch eine große Chance, all das, was einem die Berge an Eindrücken bieten können, wahrzunehmen. Den „Spaß" in den Bergen gibt es bei genügender Kondition obendrauf. Da die Belastung beim Bergwandern in der Regel über mehrere Stunden geht, wäre es prophylaktisch sinnvoll, häufiger ein mehrstündiges Ausdauertraining zu absolvieren. Ideal wäre es, 4 – 6 Wochen vor dem Bergwandern mit dem Training zu beginnen. Dieses Training kannst du z. B. in Form von ausgedehntem Nordic Walking oder einer Radtour durchführen. Ideal wäre es, wenn das Ausdauertraining stets im aeroben Bereich liegen würde. Unter einem aeroben Training versteht man, dass die Durchführung der körperlichen Aktivität anhaltend unter genügend Sauerstoff abläuft. Sobald du deine körperliche Aktivität erheblich steigerst, z. B. durch einen Sprint, wird der Sauerstoff knapper und die Zellen werden gezwungen, Kohlenhydrate ohne Sauerstoff abzubauen. Deshalb wird dieser Trainingsbereich anaerob (ohne genügend Sauerstoff) genannt. Fette werden in diesem Bereich nicht verbrannt, weil der Körper dazu zwingend Sauerstoff benötigt. Wenn du bei deinen Aktivitäten nicht außer Atem kommst, befindest du dich im aeroben Bereich.

Neben der ausreichenden Kondition gehört es beim Bergwandern in Sachen Sicherheit dazu, dass du einen intakten Gleichgewichtssinn hast, um eine Sturzgefahr weitgehend zu verhindern. Gesunde Knie sind ebenfalls eine wichtige Voraussetzung, um in den Bergen unterwegs zu sein. Insbesondere beim Hinabsteigen werden unsere Kniegelenke stark belastet. Von daher wäre es physiologisch gut, beim „Erobern des Berges" nur aufwärts zu gehen und abwärts eine Seilbahn zu benutzen. Um deine Beine und Gelenke beim Bergwandern zu unterstützen, eignen sich bestens sog. Trekkingstöcke (Falt- oder Teleskopstöcke). Sie stellen eine echte Hilfe dar, sobald man eine lange Bergtour unternimmt. Durch den Einsatz von Trekkingstöcken sparst du Kraft und deine Trittfestigkeit sowie dein Gleichgewichtssinn werden unterstützt.

Um die passende Sportart für sich zu finden, ist zu empfehlen, in sich hineinzuhören. Ebenso wäre es erfreulich, sich von Anfang an Erfolgsergebnisse zu verschaffen. Dabei bitte flexibel sein, die selbst gesetzten Ziele immer wieder an die persönlichen Möglichkeiten anpassen (Alter, Gewicht und körperliche Voraussetzung). **Es soll ja Spaß machen**! In der Gruppe oder im Verein zu trainieren, erhöht den Spaßfaktor.

Wenn du ein Ausdauertraining betreibst, um den Abbau von Körperfett zu realisieren, dann ist es notwendig, darauf achten, überwiegend im aeroben Bereich zu trainieren, also höchstens kurzfristig außer Atem zu kommen, um z. B. deinen Kreislauf mal stärker anzuregen. Des Weiteren sollte das Training mindestens 30 Minuten dauern, weil der Fettabbau erst ab diesem Zeitpunkt beginnt.

Wünschenswert ist es auch, dein Ausdauertraining draußen bei Tageslicht durchzuführen. In einer Radiosendung von WDR 5 (02.2019) sagte Dr. med. Alfred Wiater sinngemäß: Der Botenstoff Serotonin wird insbesondere durch das morgendliche Tageslicht bzw. Sonnenlicht ausgeschüttet und dadurch fühlen wir uns tagsüber fit. Wenn es dunkel wird, wandelt sich das Serotonin in Melatonin, unser Schlafhormon, um. Von daher ist es ratsam, täglich für eine genügende Tageslichtzufuhr (mindestens 30 Minuten) zu sorgen, damit wir abends besser schlafen können. In Bezug auf die Schlafhygiene ist es empfehlenswert, spätestens eine Stunde vor dem Schlafengehen möglichst keine Lichtquellen (Fernseher, Laptop, Monitor, Smartphone u. a.), die einen hohen Blaulichtanteil ausstrahlen, zu benutzen. Denn dadurch wird unser Organismus angeregt, wach zu bleiben.

Durch die Fernsehsendung Quarks & Co (von 2011) habe ich das erste Mal etwas von den sog. Myokinen gehört. Wissenschaftler aus Dänemark haben vor etwa 15 Jahren entdeckt, dass Muskeln Botenstoffe (Myokine) produzieren. Inzwischen haben sich allgemein und insbesondere in der Sportmedizin die Erkenntnisse zu den Wirkweisen der Myokinen etabliert. Sobald du deine großen Skelettmuskeln (Bein-,

Arm- und Rumpfmuskeln) bewegst, regst du diese Muskelgruppen an, Myokine freizusetzen. Als Myokine (Myos = Muskel) bezeichnet man Botenstoffe, die vom Muskel freigesetzt werden. Diese Signalstoffe des Muskels fördern den Muskelaufbau und die Fettverbrennung. Einige Myokine wirken hormonähnlich, das heißt, sie werden zwar vom Muskel ausgeschüttet, wirken aber an weit entfernten Organen. So unterstützen die Myokine den Zuckerstoffwechsel: Sie steigern den Fettabbau und sorgen dafür, dass mehr Zucker in den Muskeln verbrannt wird. Das schont auf Dauer die Bauchspeicheldrüse. Und auch die Gefäße werden durch die Myokine beeinflusst: Die Botenstoffe aus dem Muskel sorgen dafür, dass die Gefäße dehnbarer bleiben und die Arterienverkalkung verzögert wird. Also, los geht's: „Lasset uns walken, bevor wir verkalken!" **Freigesetzte Myokine schützen das Gehirn vor dem Schlaganfall und das Herz vor dem Infarkt**.

Die Experten bezeichnen unsere Skelettmuskeln bzw. seine Wirkweisen durch Bewegung als „Wunderwerk" und als größtes und wichtigstes Stoffwechselorgan unseres Körpers. Somit haben unsere Muskeln eine zentrale Funktion im Erhalt unserer Gesundheit.

Von den vielen verschiedenen Botenstoffe aus den Muskeln möchte ich insbesondere den Brain Derived Neurotropic Factor (BDNF) erwähnen. BDNF verhindert den Ab- und fördert den Aufbau von Nervenzellen und stimuliert somit die Ausbildung neuer Verbindungen zwischen Nervenzellen, den sogenannten Synapsen. Fazit: **Sobald wir unsere Kraftpakete trainieren, sorgen wir auch in unserem Kopf für mehr Bewegung**. Denn durch die nun freigesetzten Botenstoffe regen wir unsere Nervenzellen im Gehirn zum Wachsen an. Interessant dabei: Menschen mit Depressionen oder Alzheimer-Demenz haben geringere BDNF-Spiegel als gesunde Probanden. Durch regelmäßiges Ausdauertraining kannst du jederzeit deine BDNF-Produktion steigern.

Das Gehirn galt lange Zeit als ein Gewebe, das durch körperliche Aktivität kaum beeinflussbar ist. Dass Sport auch gegen Demenz und Depressionen hilft, ist eine relativ neue Erkenntnis. Laut Studien senkt schon ein täglicher 15-minütiger flotter Spaziergang das Risiko, an Alzheimer zu erkranken, um 30 bis 40 Prozent.

Mittels einer Sendung des Gesundheitsmagazins Visite (24.07.2018) erfuhr ich, dass wir durch regelmäßiges Ausdauertraining die natürliche Zellalterung verzögern können. Alle Studien-Probanden hatten am Ende jüngere Zellen als die Vergleichsgruppe, die nicht trainierte. Wie Sport die Alterung von Zellen beeinflussen kann, haben Forscher am Universitätsklinikum des Saarlandes in Homburg untersucht. Gegenstand ihrer Forschung ist das Innere des Zellkerns von weißen Blutzellen (Leukozyten). Dort lagern, wie in anderen Zelltypen auch, die länglichen, nur einige Tausendstel Millimeter großen, fadenförmigen Chromosomen, die das Erbgut (Gene) enthalten. Die Chromosomen beinhalten die Desoxyribonukleinsäure (DNS, synonym DNA). Jedes Chromosom hat am Ende seiner DNA-Stränge sogenannte Telomere. Sie schützen die DNA ähnlich wie die Kappen am Ende von Schnürsenkeln. Doch mit jeder Zellteilung verkürzen sich die schützenden Telomere, sodass die natürliche Alterung der Zelle voranschreitet. Durch Ausdauersport lassen sich die Telomere nach Ansicht der Forscher wieder verlängern.

Ideal ist es, ein für dich beliebiges Ausdauertraining mit einem Krafttraining zu kombinieren, um möglichst viele große Muskelgruppen zu aktivieren und damit Myokine freizusetzen. Des Weiteren verhütest du durch ein Muskeltraining den ab dem 30. Lebensjahr beginnenden Muskelabbau. Ohne Sport büßt du ansonsten einen fortschreitenden Muskelabbau ein und deine Muskeln werden nach und nach in Fettgewebe umgewandelt. **Wer will das?**

Und das hat Folgen für deinen gesamten Körper, denn der Stoffwechsel und der Energieverbrauch werden deutlich heruntergefahren. Um das Zusammenspiel von Muskeln, Nerven und dem Gehirn zu fördern, haben sich Gleichgewichts- und Koordinationsübungen bewährt. Ohne viel Aufwand kannst du z. B. alltägliche Gelegenheiten nutzen (Zähneputzen im Einbeinstand), um ein Balancetraining durchzuführen. Ebenso können das Stehen und Bewegen auf unebenem Untergrund gute Gelegenheiten sein, um ein Gleichgewichtstraining zu praktizieren. Möchtest du neben dem Gleichgewichts- und Koordinationstraining gleichzeitig den Anteil deiner kleinen Rückenmuskeln stärken, dann empfiehlt es sich, Balanceübungen mit einem Balance Pad oder einem Balance Board durchzuführen.

Dass wir unser Immunsystem durch regelmäßig durchgeführtes Ausdauertraining in seinem Kampf gegen alle möglichen Eindringlinge (Bakterien, Viren, krebserregende Stoffe u. a.) bestens unterstützen, ist uns allen mehr oder weniger bewusst.

Bei der Durchführung des Trainings ist die Regelmäßigkeit (z. B. dreimal die Woche) **das Wichtigste**. Dabei ist es gut, das Training überwiegend moderat durchzuführen und sich nicht auszupowern, da ein stetiges Herangehen an die Belastungsgrenze dem Immunsystem eher schadet, anstatt es zu unterstützen. Anders ist es jedoch, wenn du dich innerhalb des Ausdauertrainings ab und zu kurzfristig (z. B. 2–3 Minuten) pulsmäßig höher belastest, um dein Herzkreislaufsystem gezielt etwas mehr zu fordern. Dein Herzmuskel „freut sich" über diese Variante des Trainings. Wer schon längere Zeit keinen Ausdauersport mehr betrieben hat und schon älter ist, sollte vorab eine sportmedizinische Untersuchung durchführen lassen.

Trotz aller Argumente, die für ein regelmäßig durchgeführtes Ausdauertraining sprechen, fällt es vielen von uns schwer, das Ausdauertraining in den Lebensalltag zu integrieren. Da wir Menschen häufig sogenannte „Gewohnheitstiere“ sind, können wir uns diesen Umstand zunutze machen. Damit uns das regelmäßige Ausdauertraining zu einer Gewohnheit wird, ist es gut, sich in kleinen Schritten dem Ziel zu nähern. Haben wir unser Ausdauertraining nach ca. 6–8 Wochen in unseren Alltag integriert, wird es zu einer lieb gewordenen Tätigkeit und wir vermissen es, wenn wir es mal nicht durchführen können.

Als Pflegefachkraft hast du im Stationsdienst häufig Gelegenheit, dich zu bewegen. Durch einen Schrittzähler kannst du herausfinden, wie viel „Laufarbeit“ du während der Arbeitszeit erledigst. Falls du dich beim nächsten „Klingeln“ oder Rufen eines zu betreuenden Menschen wieder in Bewegung setzen musst, kannst du dir sagen: „Ich freue mich, dass ich mich nun bewegen darf, denn wenn ich mich nicht freue, muss ich mich trotzdem bewegen!“ Durch dein „Losspurten“ aktivierst du die Freisetzung von gesund machenden Myokinen und du bekommst auch noch Geld dafür. **Eine positive Denk- und Herangehensweise erleichtern dir deine zu erledigenden Aufgaben erheblich!**

Sobald du als Auszubildender in den Theorieblöcken überwiegend sitzend deine „Arbeitszeit“ verbringst, wäre es ideal, wenn du nach der Beendigung des Unterrichtes für einen körperlichen Ausgleich sorgen würdest. Der Besuch eines Fitnessstudios wäre zum Beispiel recht gut, um neben dem Ausdauertraining auch deine Rückenmuskulatur und parallel dazu deine Bauchmuskulatur zu stärken. Eine starke Rücken- und Bauchmuskulatur hilft dir sicherlich, den Anforderungen im Pflegealltag besser beizukommen.

Selbstreflexion

Was hält mich davon ab, mich regelmäßig zu bewegen, Zeitmangel oder der „innere Schweinehund“?

....

....

....

....

....

Zum Thema Ausdauertraining mache ich noch darauf aufmerksam, dass es für unsere Muskulatur nützlich ist, nach einem Training leichte Dehnübungen durchzuführen. Ebenso ist es notwendig, der körperlichen Erholung genügend Zeit einzuräumen. Denn nur nach einer ausreichenden Regeneration hat dein Organismus wieder die Fähigkeit, sich neuen Herausforderungen zu stellen. Dass dein Körper sich nach einer längeren Anstrengung regenerieren möchte, merkst du an dem sich fast automatisch einstellenden Schweregefühl und dem angenehmen Müdigkeitsgefühl. Jetzt heißt es auf deinen Körper zu hören und sich auszuruhen. Deine notwendige körperliche Regeneration kannst du z. B. bestens unterstützen, indem du die Progressive Muskelrelaxation (Hinweise auf Seite 80) als Entspannungstechnik einsetzt.

Schlaf und Schlafbedarf

Dass du nach einem durchgeführten Ausdauertraining abends besser einschlafen und durchschlafen kannst, ist nicht nur eine angenehme Erfahrung, denn durch ausreichenden Schlaf erhält unser Körper bestens Unterstützung bei der Regeneration und anderen den Stoffwechsel unterstützenden Funktionen.

Da viele Pflegekräfte im Laufe ihres Berufslebens durch den Schicht- und Nachtdienst unter Schlafstörungen leiden, ist es sinnvoll, sich dem Thema Schlaf ausführlicher zu widmen.

Je besser du über den Schlaf und seine Wirkungen sowie über eine notwendige Schlafhygiene Bescheid weißt, desto leichter kannst du Störfaktoren erkennen und beseitigen. Unter Schlafhygiene versteht man die Gewohnheiten und die Gegebenheiten, die einen gesunden Schlaf fördern. **Beim Schlafen durchlaufen wir vier verschiedene Schlafphasen**. Nach dem kompletten Durchlauf der verschiedenen Schlafphasen spricht man von einem Schlafzyklus. Dieser Schlafzyklus dauert ungefähr 90 Minuten und er wiederholt sich mehrfach in einem zusammenhängen Schlafgeschehen. Ein sieben- bis achtstündiges Schlafgeschehen weist vier bis fünf Schlafzyklen auf.

Im Einzelnen sind das die Einschlafphase, die normalerweise zügig abläuft, dabei gleitest du vom Wachzustand in die Leichtschlafphase. In dieser zweiten Schlafphase beginnt erst der eigentliche Schlaf. Dass wir in dieser Phase häufiger aufwachen, ist normal. In der Regel vergessen wir auch schnell wieder unser Aufwachen. Dieses häufige Aufwachen hängt mit unserer Entwicklungsgeschichte, der Evolution, zusammen. Wir mussten uns früher, um zu überleben, immer wieder kurz überzeugen, ob alles in unserer unmittelbaren Umgebung in Ordnung ist. Diese Phase (Leichtschlaf) macht etwa die Hälfte unseres Schlafzyklus aus.

Nach der Leichtschlafphase folgt die Tiefschlafphase. Wie der Name verrät, schläft man in dieser Phase sehr tief und man ist nur schwer aufzuwecken. Diese Phase ist besonders wertvoll für unseren Körper, weil hier alles auf Regenerieren eingestellt ist. Wir verbleiben etwa 20 Prozent eines Schlafzyklus in dieser Tiefschlafphase. Die vierte Schlafphase wird die Traumschlafphase bzw. REM-Schlafphase genannt. REM ist die englische Abkürzung für rapid eye movements (schnelle Augenbewegungen). Wenn man jemanden in dieser Phase weckt, wird in der Regel berichtet, dass man geträumt hat. Wir träumen zwar auch in den anderen Schlafphasen, in der Traumphase jedoch am intensivsten und längsten. Das unsere Muskeln während des REM-Schlafes völlig entspannt sind, hängt wahrscheinlich damit zusammen, uns vor den aktiven Ausführungen unserer häufigen aktionsreichen Träume zu bewahren.

Im Nachfolgenden möchte ich noch etwas detaillierter die Tiefschlafphase beschreiben. Im Tiefschlaf wird z. B. das Wachstumshormon HGH ausgeschüttet, welches hilft dein Fettgewebe abzubauen und dein Muskelwachstum nebst dem Knochenaufbau zu fördern. Genügend Tiefschlaf kann dich also beim Abnehmen unterstützen. Des Weiteren werden die Wundheilung und die Zellregeneration angekurbelt. Dass der Spiegel des Dauer-Stresshormons Cortisol in den Tiefschlafphasen sinkt, wirkt einer Entgleisung des natürlichen Hormongleichgewichts entgegen. Darüber hinaus unterstützt ausreichender Tiefschlaf bestens dein wichtiges Immunsystem, um bei Bedarf genügend Abwehrkräfte zu mobilisieren. **Während wir schlafen, produziert unser Immunsystem besonders viele immunaktive Stoffe, wodurch unser gesamtes Abwehrsystem gestärkt wird**. Dass wir beim Auftreten von Infektionskrankheiten ein erhöhtes Schlafbedürfnis wahrnehmen und diesem auch nachgehen sollten, ist somit ein sinnvolles Verhalten.

Da wir uns in der Tiefschlafphase sowohl physisch wie psychisch am meisten erholen, ist sie auch die wichtigste Schlafphase. Während dieser Phase vollzieht sich eine Art geistige Regeneration. Für uns wichtige Dinge bzw. Geschehen werden abgespeichert und unwichtige aussortiert. In der Tiefschlafphase werden Informationen vom Kurzzeitgedächtnis ins Langzeitgedächtnis übertragen. Wird dieser Prozess häufig gestört, dann besteht die Gefahr, dass Gedächtnisinhalte schlechter oder gar nicht gespeichert werden. Ein nachgewiesener Störfaktor entsteht, wenn du kurz vor deiner normalen Einschlafzeit zu viel Alkohol konsumierst.

Prof. Dr. Jan Born (Professor für Verhaltensneurowissenschaften an der Universität in Tübingen), sagt im Gespräch mit den Redakteuren*innen vom My Life Magazin (04.2021): „Schlaf bildet Gedächtnis" (Eindeutig sei das ein aktiver Vorgang, der im Gehirn stattfinde.) Prof. Born macht vor allem die Phasen des Tiefschlafes für die Gedächtnisbildung verantwortlich. Früher brachten Forscher eher den REM-Schlaf mit der Gedächtnisbildung in Zusammenhang. Fürs Verknüpfen und Lernen von neuen Inhalten empfiehlt Prof. Born: „Wer sich beim Lernen bewusst macht, dass er oder sie die gelernte Information auch wirklich benötigen wird, begünstigt eine Art Markierung der gelernten Inhalte." Im Schlaf wandere dann der „markierte Inhalt" eher ins Langzeitgedächtnis. Ebenso erhöhe die Verknüpfung mit Gefühlen (Emotionen) wie Freude und Zuneigung die Chance, dass etwas haften bleibt. Vorteilhaft ist es außerdem, den Stoff mehrmals zu memorieren (ins Gedächtnis zu rufen). Konkret rät Prof. Born, sich am Vormittag gelernte Inhalte gute zwei Stunden vor dem Zubettgehen nochmals zu memorieren. Dann habe man sie z. B. für eine Prüfung am nächsten Tag besser abrufbereit.

Prof. Dr. Jan Born war der erste Forscher, der einen ursächlichen (kausalen) Zusammenhang zwischen Schlafen und Lernen belegte, ihm ist dafür 2010 der Leibniz-Preis verliehen worden. Seine Studien haben nachgewiesen, dass für die Übertragung von Informationen in den Langzeitspeicher der Tiefschlaf von primärer Bedeutung ist. Er konnte nachweisen, dass kognitive (denkende wahrnehmende) Prozesse wie Problemlösungsstrategien im Schlaf stattfinden.

Anmerkung: Wenn wir es schaffen, uns beim Lernen positive Gefühle (z. B. den Lerninhalt mit etwas Witzigem zu verbinden), zu vermitteln, dann besteht eine größere Chance, sich den neuen Lerninhalt einzuprägen. Sich vor dem Lernen in eine gute Stimmung zu bringen kann auch hilfreich sein. Eine optimale Gestaltung von Lernsituationen, z. B. eine ruhige, durch Tageslicht und frische Luft durchflutete Raumatmosphäre mit einem ergonomischen Schreibtischstuhl und Schreibtisch, helfen ebenso eine gute Laune zum Lernen zu verbreiten.

Dass du neu Gelerntes im (Tief-) Schlaf verfestigen kannst, ist doch eine gute Nachricht. Während des Schlafes zu Lernen, ohne zusätzliche Zeit zu investieren, ist wirklich grandios. Des Weiteren besteht die Chance, dass du deine vorhandenen Probleme durch „nächtliche Eingebungen“ einer Lösung näher bringen kannst. Um diese nächtlichen Eingebungen zu aktivieren, ist eine Voraussetzung, dass du dich schon tagsüber (gefühlsmäßig) mit der vorhandenen Problemstellung auseinandergesetzt hast. In diesem Zusammenhang ist der altbekannte Spruch, erst noch mal eine Nacht drüber zu schlafen, sehr verständlich. Hinweis: Probleme erst kurz vor dem Einschlafen gedanklich zu bearbeiten, stört den Einschlafprozess. Davon ist deshalb abzuraten.

Weil die Schlafdauer individuell unterschiedlich ist, wird in der Regel von 6 bis 9 Stunden Schlafbedarf gesprochen. Um zu beurteilen, „Habe ich genügend Schlaf?“, ist das wichtigste Kriterium die Fragestellung „**Wie fühlst du dich tagsüber?**“, ausgeruht und erholt oder eher müde und schlapp?

Nicht die Länge des Schlafes, sondern die Qualität deines Schlafes ist entscheidend für dein Wohlbefinden. Wenn du ab und zu deinen individuellen Schlafbedarf unterschreitest, ist das nicht dramatisch, denn dein Körper regelt das leichte Schlafdefizit schon in den nächsten Nächten. Vorausgesetzt, du gibst ihm Gelegenheit dazu!

Bevor ich nun zu den Maßnahmen komme, die einer guten Schlafhygiene förderlich sind, stellt sich die Frage: Bist du eine Lerche oder eine Eule? Wobei nicht alle Menschen nach diesen Schlaftypen einzuteilen sind. Lerchen sind ausgesprochene Frühaufsteher, von daher kommt ihnen der Schlaf vor Mitternacht sehr entgegen. Eulen dagegen gehen sehr spät ins Bett, schlafen deshalb auch morgens länger. Vielleicht bist du ein Schlaftyp, der genau zwischen der Lerche und der Eule liegt? Dies herauszufinden ist hilfreich, um deinen individuellen Schlaftyp zu ermitteln.

Welchem Schlaftyp du auch angehörst, er ist genetisch bedingt. Deshalb ist es ratsam, deinen Biorhythmus des Schlafengehens sowie die Aufstehzeiten möglichst konstant zu halten. (Gut ist es, seinen Schlafrhythmus auch an Wochenenden oder im Urlaub einigermaßen zu beachten.) Wer gelernt hat, auf seine „innere Uhr" zu hören, der hat sicherlich die Erfahrung gemacht, dass man morgens kurz vor dem Klingeln des Weckers von alleine aufwacht. Um diese Idealsituation für sich zu realisieren, ist das Einhalten eines festen Schlaf-Wach-Rhythmus hilfreich.

Sobald du deine gewohnte Wachphase um mehr als 2–3 Stunden überschreitest, wirst du in der Regel schnell reizbar und antriebslos, Fehler und Fehlentscheidungen kommen noch dazu. Das längere Überschreiten der gewohnten Wachphase kann auch das Einschlafen erschweren. Besonders riskant ist es, seine persönliche Wachphase bewusst zu überschreiten, wenn du mit Aufgaben betreut bist, die deine volle Aufmerksamkeit erfordern, z. B. Autofahren. Wenn es nun zum ungewollten kurzen Einschlafen (Sekundenschlaf) kommt, ist die Unfallgefahr sehr groß!

Dass du durch regelmäßig ausgeübte körperliche Bewegungen deinen Schlaf besonders gut förderst, habe ich schon erwähnt.

Zu beachten ist jedoch, dass du zwischen deinem Intensiv-Training und deiner normalen Schlafenszeit genügend zeitlichen Abstand einhältst, zumal dein vegetatives Nervensystem (der Sympathikus) hochgefahren wurde und nun mehrere Stunden braucht, um wieder runterzufahren. Einen schlaffördernden abendlichen „Spaziergang" an der frischen Luft kann ich dir nur empfehlen.

Hilfreich ist es, wenn du zwei Stunden vor deiner Schlafenszeit den Kopf vom Alltagsstress freihältst. Es ist sinnvoll, nicht lösbare Probleme und Planungen als Herausforderungen für den nächsten Tag anzusehen und dir dessen bewusst zu sein, dass du wahrscheinlich unterstützende Impulse während des Schlafens erhältst. **Gezielt deine Gedanken auf Freizeit umzustellen, ist eine Kunst, die du erlernen kannst**. Beispielsweise so: Sobald du in deiner Freizeit Gedanken erkennst, die mit deiner Arbeitswelt in Verbindung stehen, durchschaust du sie und sagst dir ganz bewusst: „Nein danke, liebes Gehirn, für diese Gedanken bekomme ich kein Geld." – „Morgen während der Arbeitszeit könnt ihr gerne wiederkommen, da habe ich Zeit für euch."

In der Zeit kurz vor dem Schlafengehen wäre es ideal, nur noch angenehme Gespräche zu führen, keine stark aufregenden Filme mehr zu sehen und nur leichte Lektüre zu lesen. Deine Lieblingsmusik zu hören ist auch eine gute Möglichkeit, in den Freizeitmodus umzuschalten.

Gut ist es, wenn du dir vor dem Schlafengehen so etwas wie ein Ritual angewöhnst. Indem du einen immer gleichen Handlungsablauf durchführst, z. B. die Haustür abschließt, die Fenster schließt, das Licht ausmachst, das Schlafzimmer lüftest u. a. kurze Tätigkeiten durchführst. Dieses „Fertigmachen zum Schlafengehen" dient dem Einstimmen auf die Schlafenszeit.

Widme den gelegentlich auftretenden Schlafstörungen nicht zu viel Aufmerksamkeit, weil die Gefahr besteht, dass du deine unbefangene Einstellung zum Schlaf verlierst. Ebenso solltest du nicht versuchen, deinen Schlaf ganz bewusst und mit aller Gewalt herbeizuholen. Vielmehr beruht das Einschlafen „auf einem Geschehen lassen".

Die Angst vor der Schlaflosigkeit ist der häufigste Grund für Schlafstörungen. Durch eine konsequente Schlafhygiene kannst du jedoch den möglichen Schlafstörungen etwas entgegensetzen. Wenn du beim Einschlafen länger als 30 Minuten wach im Bett liegst, stehst du am besten wieder auf und liest ein wenig, jedoch keine spannende Literatur. Ruhige und meditative Musik zu hören kann auch deinen Schlaf fördern. Wichtig ist bei diesem Vorgehen, dass du dich nicht hellem Licht mit hohen Blaulichtanteilen aussetzt, weil das als „Wachhalter" fungiert.

Solltest du in der Nacht aufwachen, dann blicke nicht zur Uhr, denn das setzt dich automatisch unter Druck, möglichst schnell wieder einzuschlafen. Und genau dadurch verhinderst du das erneute Einschlafen. Hier gilt auch wie bei Einschlafstörungen, wenn du länger wach im Bett liegst, dann lies ein wenig. Lesen macht wieder müde. Anstatt zu lesen wäre alternativ eine Atemlenkung mit dem Einsatz der Lippenbremse sinnvoll. Auch das berühmte „Schäfchen-Zählen" kann helfen. Denn durch dieses monotone Geschehen wirst du von deinen ängstlichen Gedanken, nicht wieder einschlafen zu können, abgelenkt. Ablenken können auch die Entspannungstechniken wie Autogenes Training oder die Progressive Muskelentspannung. **Finde heraus, was dir helfen kann**.

Du brauchst dir aber grundsätzlich keine Sorgen zu machen, wenn du mal zu wenig Schlaf bekommen hast. Denn dein Schlafdefizit holt dein Körper beim nächsten Schlaf wieder auf. In der Regel ist der Schlaf dann zeitlich nicht unbedingt länger, aber fester und tiefer. Die Tiefschlafphasen sind dann insbesondere in der ersten Hälfte innerhalb des Schlafzyklus verlängert.

Die Einnahme von einer großen und schweren Mahlzeit sollte drei bis vier Stunden vor deiner Schlafenszeit nicht mehr erfolgen, denn Kalorien blockieren im Körper die Ausschüttung von Melatonin, dem wichtigsten Schlafhormon. Wer unter Schlafstörungen leidet, sollte deshalb mindestens vier Stunden vor dem Schlafengehen nichts mehr essen. Jedoch hungrig ins Bett zu gehen ist auch nicht zu empfehlen, weil der Einschlaf- und Durchschlafprozess dadurch gestört ist. Um das Hungergefühl zu beruhigen, kannst du es mit einer „gesunden Zwischenmahlzeit" probieren. Zum Beispiel einen Becher Naturjoghurt mit einer kleinen Menge Nüssen (Walnüsse), langsam und genüsslich verspeisen. Anregungsmittel und Muntermacher wie Kaffee, schwarzer Tee, grüner Tee, Energydrinks und Cola sowie andere koffeinhaltige Getränke zu trinken, ist ebenfalls vier bis fünf Stunden vor deinem Zubettgehen nicht anzuraten.

Dass unsere Lebensmittel und damit unsere Ernährungsweisen einen nicht zu unterschätzenden Einfluss auf unsere Nachtruhe haben, darin sind sich die Experten (Schlafmediziner*in und Ernährungswissenschaftler*in) einig. Studien in den USA an der Columbia University (Institute of Human Nutrition) weisen nach, dass Menschen, die weniger Zucker und weniger gesättigte Fettsäuren, dafür jedoch mehr Ballaststoffe zu sich nehmen, besser schlafen. Allgemein gilt, dass eine eiweißreiche, jedoch kohlenhydratarme Kost am Abend (3-4 Stunden vor dem Zubettgehen) dem Schlafprozess dienlich ist. Hier gilt: **Probieren geht über Studieren**.

Alkohol kurz vor dem Schlafen zu trinken ist für einen erholsamen Schlafprozess nicht empfehlenswert. Obwohl das Einschlafen durch den Alkoholgenuss häufig schneller gelingt, führt Alkoholgenuss zu Durchschlafproblemen. Ist die Tiefschlafphase gestört, werden Gedächtnisinhalte schlechter gespeichert. Wer also abends viel Alkohol getrunken hat, erinnert sich später schlechter.

Als Einschlafhilfe können pflanzliche Beruhigungsmittel hilfreich sein. Durch ihre beruhigende Wirkung fördern sie den Schlaf indirekt. Zu nennen sind hier Extrakte aus Baldrian, Melisse, Lavendel, Hopfen oder der Passionsblume. Zum Beispiel besänftigt Lavendelduft, als Aromatherapie eingesetzt, Unruhe, Nervosität sowie Ängste und Sorgen. Wirkstoffe aus Heilpflanzen kannst du hoch dosiert in Form von naturheilkundlichen Tabletten einnehmen.

Im Gegensatz zu sofort wirkenden chemischen Schlaftabletten (mit Abhängigkeitsgefahr) brauchen die Pflanzenwirkstoffe in der Regel bis zu 14 Tage, um ihr volles Wirkspektrum zu erreichen. Welcher der vielfältigen Pflanzenstoffe für dich geeignet ist und ob du ihn als Einzelsubstanz oder kombiniert einnehmen solltest, kann ein Beratungsgespräch in der Apotheke klären. Schlaftees, die z. B. Kamille oder Zitronenmelisse enthalten, sind auch zur Vorbereitung des Schlafes zu empfehlen. Den Spruch „Abwarten und Tee trinken" umzuändern in „Tee trinken und einschlafen" ist aus psychologischer Sicht ebenso hilfreich.

Dass du mit kalten Füßen schlechter einschlafen kannst, hast du sicherlich schon festgestellt. Deshalb sollten deine Füße beim Einschlafen warm sein. Unterstützend wirken eine Wärmflasche oder ein Wechselfußbad nach „Kneipp". Bettsöckchen können auch hilfreich sein. Da Licht die Ausschüttung des Schlafhormons Melatonin stört, wäre es sinnvoll, leuchtende Wecker wegzudrehen oder Standby-Lämpchen aus dem Schlafzimmer zu verbannen. Unmittelbar vor dem Schlafengehen das Smartphone nicht mehr zu aktivieren, ist ebenso hilfreich, um die Ausschüttung des Melatonins nicht zu stören.

Sich nach dem Aufstehen unmittelbar dem Tageslicht eine Zeit lang auszusetzen ist förderlich für deinen Schlaf-Wach-Rhythmus. Wer in der dunklen Jahreszeit zu einer sogenannten Winterdepression neigt, der setzt sich am besten morgens eine halbe Stunde unter eine 10.000 Lux starke Lichtquelle.

Neben den bisher genannten schlaffördernden Maßnahmen ist es auch wichtig, für ein bequemes Bett bzw. eine individuell passende Matratze und an die Jahreszeit angepasste Zudecken zu sorgen. Der Ort des Schlafens sollte ruhig und abgedunkelt sein. Ein eher kühles und gut gelüftetes Schlafzimmer dient ebenso dem erholsamen Schlaf. Wenn du dich beim Schlafengehen auf dein Bett freust oder gar mit „Wonnegefühl" in die Laken fällst, dann hast du alles richtig gemacht.

Häufiger schlafen Paare besser, wenn sie gemeinsam die Nacht in einem Schlafzimmer verbringen. In manchen Fällen von Schlafstörungen kann es jedoch vonnöten sein, nicht mit dem Partner oder der Partnerin in einem gemeinsamen Schlafzimmer zu schlafen. Gründe hierfür gibt es einige, insbesondere, wenn einer (oder eine) immer wieder zum lauten Schnarchen neigt.

Falls du trotz aller durchgeführter Schlafhygiene häufiger unter leichten Schlafstörungen leidest, dann verkürze mehrere Tage hintereinander deine Bettliegezeiten um ein bis zwei Stunden. Ob du lieber später als gewohnt ins Bett gehst oder früher aufstehst, musst du ausprobieren. Praktiziere die Methode, die dir am leichtesten fällt. Durch diese bewusste Schlafeinschränkung, auch Schlafrestriktion genannt, wird letztendlich ein schlafanstoßender Effekt hervorgerufen. Bevor du jedoch mit dieser leichten Einschränkung der Bettliegezeit beginnst, solltest du Rücksprache mit deinem Arzt halten.

Sobald du sein Okay dazu hast, kannst du mit dem Versuch der Schlafrestriktion beginnen. Wichtig ist, dass du während der eingeschränkten Bettliegezeit trotz Müdigkeitsgefühl keinen „Mittagsschlaf" durchführst, höchstens eine Entspannungsübung (20 Minuten) praktizierst. **Eine tagsüber durchgeführte Entspannungsübung senkt unseren Stresslevel und dadurch fördert sie gleichzeitig abends einen guten Schlaf.**

Die hier beschriebene leichte Schlafeinschränkung kann man nicht mit einer Schlafrestriktionstherapie vergleichen. Diese Art der konsequenten Restriktion, die auch 6 Wochen oder länger vonstattengeht, darf nur unter ärztlicher Kontrolle durchgeführt werden. Schlafrestriktionstherapien bzw. Schlafbeschränkungstherapien werden u. a. in Psychosomatischen Kliniken oder Reha-Kliniken durchgeführt.

Solltest du länger als 14 Tage unter ausgeprägter „Schlaflosigkeit", einer Insomnie, leiden, besteht Anlass zu einer ärztlichen Abklärung. Das Krankheitsbild Insomnie bezeichnet eine chronische Schlafstörung, bei der massive Ein- und Durchschlafstörungen die Tagesbefindlichkeit beeinträchtigen.

Die Ursachen für die erheblich verkürzten Schlafenszeiten können vielfältig sein. Sie können organisch nachweisbare Ursachen haben, aber auch ohne körperlich nachweisbare Gründe auftreten. Sie ist im Allgemeinen gut behandelbar, wobei es medikamentöse sowie nicht-medikamentöse Therapien gibt.

Abschließend möchte ich mich zum Thema Nacht- und Schichtarbeit auf Andreas Eger, Technischer Leiter des Schlafmedizinischen Zentrums des Helios Amper-Klinikums in Dachau, beziehen: Beim Nachtarbeiten müsse man unterscheiden zwischen einem dauerhaften Nachtdienst und wechselnden Schichten. Dauerhafte Nachtschichten könnten Menschen in der Regel gut vertragen. „Hier verlegt sich einfach der Schlafrhythmus von der Nacht in den Tag."

Prädestiniert für solche Berufe seien die so genannten Eulen, also Menschen, die gerne nachts aktiv sind und von Natur aus spät ins Bett gehen. Anders verhält es sich, wenn sich Tag- und Nachtschichten häufig abwechseln: *„Wenn solche Schichtarbeit falsch geplant ist, kann sie über lange Zeit hinweg krank machen"*, sagt Eger. In Berufsfeldern mit häufig wechselnden Nachtschichten gelte daher die Empfehlung: nicht mehr als drei Nachtschichten hintereinander. „Das können die meisten gut wegstecken", so der Schlafexperte.

Zudem gelte es in diesen Fällen „mit der Uhr" zu rotieren: also von der Frühschicht in die übernächste Spätschicht, von der Spätschicht in die übernächste Nachtschicht. So liege genügend Erholung zwischen den Schichten. Gegenläufiges Rotieren, also „gegen die Uhr", sei dagegen schwieriger für den Körper zu verkraften.

Urlaub, Waldbaden, Entspannungstechniken und Atembewusstsein

Ob eine kurze Auszeit, allein oder zu zweit, ein dreiwöchiger Urlaub mit der Familie, ganz nah oder ganz weit weg – Hauptsache, du gönnst dir ab und zu Auszeiten. Urlaub auf Raten nenne ich die Möglichkeit, sich häufig in der Natur bewusst aufzuhalten (ohne Smartphone oder Musikberieselung). Ich denke, unsere Sehnsucht und das Verlangen, in die Natur einzutauchen, hängt mit unserer Menschheitsentwicklung zusammen.

Als wir noch Jäger und Sammler und mit der Natur täglich verbunden waren, konnte sich diese Liebe zur Natur entwickeln.

Diese Liebe und Verbundenheit stecken noch in unseren Genen. Wer sich in die Natur begibt, erlebt eine positive Art der Entschleunigung, der Verlangsamung, in unserer schnelllebigen Zeit. In Japan wird schon jahrzehntelang das „Waldbaden" erforscht. Japanische Universitäten bieten inzwischen eine fachärztliche Spezialisierung in „Waldmedizin" an. Wissenschaftliche Untersuchungen haben ergeben, dass Waldluft unser Immunsystem stärkt. Schon ein kurzer Spaziergang stärkt unsere Gesundheit. **Die Waldluft ist voller Terpene** (sekundäre Pflanzenstoffe). Diese bioaktiven Substanzen bewirken bei einem längeren Aufenthalt eine bemerkenswerte Zunahme der sog. Killerzellen, die in unserem Immunsystem vorhanden sind. Diese natürlichen Killerzellen sind neben den T- und B-Lymphozyten (Untergruppe der weißen Blutkörperchen) die dritte Lymphozyten Zellart des Blutes. Veränderte Körperzellen, die von Krankheitserreger (z. B. Viren) oder Krebszellen befallen sind, werden von den Killerzellen erkannt und abgetötet.

Die Konzentration der Terpene ist im Sommer am höchsten. Aber auch bei feuchtem Wetter, nach Regenfällen und bei Nebel befinden sich viele Terpene in der Waldluft. Studien zeigen: Das Langzeitstresshormon Cortisol kehrt wieder in den Normalbereich zurück. Diese Normalisierung des Cortisols kommt auch unserem Immunsystems zugute, weil zu viel Cortisol das Immunsystem schwächt.

Wenn wir achtsam durch den Wald gehen, unsere Umgebung ganz bewusst, mit all unseren Sinnen wahrnehmen, dann kann das Gedankenkarussell zur Ruhe kommen. Versuch doch mal beim nächsten Waldspaziergang, dich mit all deinen Sinnen auf das Stück Natur, welches vor dir liegt, voll einzulassen. Wonach riecht der Wald? Nach Erde und Holz? Ist der Duft würzig oder eher modrig? Wenn du ein Blatt oder eine Blüte zwischen deinen Fingern zerreibst, intensivierst du das vorhandene Aroma.

Beim Schnuppern kannst du dich dann fragen, ist der Duft leicht oder intensiv? Schwer oder erfrischend? Da unser Geruchssinn intensiv mit unseren Gefühlen verbunden ist, können die vorhandenen Düfte Erinnerungen an frühere Zeiten in uns auslösen. Die Geräusche des Waldes, z. B. Blätterrauschen und Vogelgezwitscher, kannst du besonders intensiv wahrnehmen, indem du deine Augen schließt. Unter diesen Bedingungen fällt es dir leicht, deine Aufmerksamkeit auf alle Geräusche ringsum zu konzentrieren. Du wirst nun bestens herausfinden, woher die Geräusche kommen. Welche sind nah und welche weit weg?

Des Weiteren macht es Spaß, den Waldboden langsam zu begehen und dadurch das Nachfedern deiner Schritte zu registrieren, den Wind und das schimmernde Sonnenlicht durch die Baumkronen gemildert wahrzunehmen, so erlebst du ein wahres Sinnenfest. Indem du dich auf verschlungenen, unentdeckten Pfaden durch den Wald bewegst, kannst du ganz in die entspannte und heilsame Atmosphäre des Waldes eintauchen. Hier kannst und darfst du dich richtig wohlfühlen und somit an den Punkt gelangen, wo du ganz im Jetzt und gleichzeitig bei dir selber angekommen bist. Somit erlebst du eine achtsame Begegnung mit dir selber in der Natur. Ich wünsche dir viel Entdeckersinn beim bewussten Wahrnehmen im Wald, beim Waldbaden. Waldbaden ist häufig nicht weit von der Haustür weg (in Parkanlagen) oder in einem nahegelegen Waldstück gut möglich.

Neben dem Wald gibt es verschiedene Landschaften wie Berge und Meer, in denen es Freude macht, die Natur zu erkunden. Sie alle hinterlassen in uns ein gutes Gefühl. Wer sich wo am besten entspannt, ist verschieden und jahreszeiten- und typabhängig.

Selbstreflexion

Möchtest du nicht mehr Zeit in der Natur verbringen?

In unserer schnelllebigen, medialen und lauten Zeit tut es uns gut, Oasen der Stille zu suchen und uns zu schaffen. Obwohl wir in unserem tiefsten Inneren um die heilende Wirkung der Stille wissen, gönnen wir sie uns nur selten.

„Wenn Du Dich selbst erkennen willst, dann kehre bei Dir selbst ein und suche Dich nicht außerhalb Deiner selbst" (Isaak von Stella). Sich in die Stille zu wagen, fällt vielen Menschen anfänglich sehr schwer. Stille kann auf einige Menschen sogar beängstigend wirken. Wir sind es nicht mehr gewohnt, ohne Ablenkungen zu leben. Wenn wir durch alle lärmenden Gedanken und Gefühle hindurch nach innen horchen, erahnen wir, dass es in uns einen Raum der Stille gibt. Diesen Raum der Stille in uns wahrzunehmen, das ist das große Ziel.

Um das Einüben und Wahrnehmen der Stille zu realisieren, sind einige äußere Voraussetzungen notwendig. Diese sind: sich Zeit zu nehmen und einen weitgehend ruhigen Raum zu finden, in dem man vor den meisten äußeren Lärmquellen geschützt ist. Genauso ist es ratsam, anfänglich täglich zur gleichen Zeit und am gleichen Ort zur Ruhe zu kommen.

Unser Zeitgeist ist u. a. geprägt vom Streben, alles sofort haben zu wollen Dass eine entspannende und regenerierende Wirkung erst nach wochenlangem täglichem Üben einsetzt, ist die Regel. Mit der Zunahme der Auszeiten und der Gewöhnung an diese erkennst du auch immer mehr, wie wertvoll dir die Auszeitphasen werden.

Wenn du mit einer Meditationstechnik oder Entspannungstechnik zur Ruhe kommen willst, wirst du anfangs ganz erstaunt sein, deinen „inneren Lärm" wahrzunehmen. Das ist völlig normal. Erst im entspannten Zustand, wenn wir von der Dauerberieselung durch „Überall-Musik" den Fernseher und Computer sowie Smartphone befreit sind, haben die inneren Gedanken und Gefühle eine Chance, gehört zu werden.

Nun besteht die Herausforderung darin, den inneren Lärm wahrzunehmen, sich aber davon nicht zu sehr irritieren zu lassen. Das Gefühls- und Gedankenkarussell immer wieder loszulassen, ist die hohe Kunst der Meditation.

Ich empfehle meinen Kursteilnehmern beim AT, PME und beim Body-Scan (Erläuterungen siehe Seite 80-81), die aufkommenden Gedanken nicht verscheuchen zu wollen, sondern die nicht zu verhindernden aufkommenden Gedanken zuerst mal anzunehmen, wie sie gerade sind, sich aber nicht darin zu verlieren. Sich der Gedanken bewusst zu werden, ist nur der erste Schritt. Der zweite heißt, ich bin mir dessen bewusst, dass ich nicht meine Gedanken bin. Sehr hilfreich ist es nun, sich innerlich zu sagen: „**Gedanken kommen und gehen, wie Wolken am Himmel ziehen sie vorbei, nichts bleibt bestehen.**" Das Visualisieren von dahinziehenden Wolken am Himmel unterstützt das Gedachte ungemein.

Trotz dieser Hinweise, sich mit den inneren Gedanken und Gefühlen zu arrangieren und sie zu akzeptieren, gibt es Menschen, denen ist dieser Zustand unerträglich.

Wenn dieses Gefühl nach mehreren Versuchen bleibt, dann könnte das ein Hinweis darauf sein, dass größere psychische Probleme dahinter stehen, und dann ist es sicherlich sinnvoll, sich psychotherapeutisch behandeln zu lassen.

Für alle anderen aber gilt, die teils unbewusst vorhandene innere Anspannung lässt sich nicht einfach abschalten. Deshalb ist es sinnvoll, sich eine Entspannungstechnik, die den individuellen Bedürfnissen entspricht, zur Hilfe zu nehmen. Der Lohn dafür ist häufig, dass du nach dem Überwinden der anfänglichen Hindernisse inneren Frieden und innere Freude mobilisieren kannst. Vor allen Dingen bist du nicht mehr deinen Gedanken bedingungslos ausgeliefert.

Der Professor für Neuropsychologie, Erich Kasten, erklärt in einem Interview im Magazin Psychologie Heute (01. 2019): „In einem Zustand der Stille sorgt der Neurotransmitter Gamma-Aminobuttersäure (GABA) für einen inneren Entspannungszustand. Nachweisen lässt sich auch, dass das Gehirn von Betawellen auf Alphawellen umschaltet und damit in eine Art regenerativen Zustand, in dem sich auch unsere Gehirnzellen erholen."

Anmerkung: Die Gehirnwellen sind die Summe der elektrischen Aktivitäten der Großhirnrinde, die mittels Elektroden (im Elektroenzephalogramm - EEG) an der Kopfhaut gemessen werden können. Anhand der verschiedenen Gehirnwellen, die in Deltawellen, Thetawellen, Alphawellen und Betawellen unterteilt werden können, lässt sich z. B. der Schlafverlauf in den verschiedenen Phasen dokumentieren. Deltawellen werden in der lebenswichtigen Tiefschlafphase nachgewiesen.

Im Nachfolgenden zitiere ich einige Aussagen aus dem Film: Die heilsame Kraft der Meditation, eine Arte Dokumentation. Ich kann diesen Film empfehlen. Er ist über die Mediathek von Arte oder auf YouTube zu sehen. Hirnforscher Prof. Richard J. Davidson: „Vieles spricht dafür, dass Meditation entzündungshemmend wirken kann, indem sie bestimmte entzündungsfördernde Stoffe herunterfährt." In einem Projekt von Prof. Clifford Saron haben Forscher zu Beginn und am Ende eines dreimonatigen Meditationstrainings die Aktivität der Telomerase untersucht. Bei der Telomerase handelt es sich um ein Enzym, das der Verkürzung der Chromosomenenden (Telomere) im Rahmen der Zellteilung entgegenwirkt. Prof. Clifford Saron: „Am Ende der drei Monate war der Telomerase-Spiegel der Probanden um 30 % gestiegen, also um ein Drittel." Weitere Aussagen aus dem Film: „Gesundheit beginnt im Kopf. Meditation kann uns die Tür zu einer Art innerer Apotheke eröffnen. Dass Meditation unser Erbgut und unsere Zellgesundheit positiv beeinflusst, gehört zweifelslos zu den spannendsten wissenschaftlichen Erkenntnissen der jüngsten Zeit. **Die Augen schließen, um sich gesund zu halten. Wir alle können das!"**

Zusammengefasst: Regelmäßige Meditation sowie Ausdauersport haben beide einen positiven Einfluss auf unsere Telomere, wobei die Meditation, von außen gesehen, ein passives Verhalten darstellt. Jedoch haben wissenschaftliche Untersuchungen gezeigt, dass rege Aktivitäten in bestimmten Gehirnregionen vorhanden sind.

Nun folgen einige kurze Erläuterungen zu weitverbreiteten Entspannungstechniken:

- **Autogenes Training (AT).** Dies wurde von J. H. Schultz, einem deutschen Psychiater, in den 1920er-Jahren entwickelt. Schultz ist durch die Hypnose zur Selbsthypnose gekommen. Er spricht von der Macht der Vorstellung in konzentrativer Selbstentspannung. Das AT ist ein autosuggestives Verfahren. Man sagt zu sich selbst im Stillen z. B. „Mein rechter Arm ist ganz schwer". Es folgen dann noch weitere Entspannungsformeln, die schließlich über die Wahrnehmung von Schwere und Wärme (der zentralen Umschaltung), mit einer ruhigen Atmung verbunden, zur Selbstentspannung führen. Ich möchte die beruhigende, lösende und regenerierende Wirkung immer wieder genießen.
- **Progressive Muskelrelaxion (PMR)** besser bekannt als Progressive Muskelentspannung (PME). Sie stellt eine leicht zu erlernende Entspannungstechnik dar. Sie wurde von dem US-amerikanischen Arzt Edmund Jacobson (1930) ins Leben gerufen. Er fand heraus, dass es bei Stress oder Angst zu einer reflexhaften Anspannung der Muskulatur kommt (sympathische Reaktion des vegetativen Nervensystems). Umgekehrt gilt aber auch, dass eine Lockerung der Muskulatur zu einem Ruhegefühl führt (parasympathische Reaktion). Die PME wirkt daher mit intensiver muskulärer Entspannung der Stressreaktion entgegen. Das im Körper fortschreitende (progressive) Entspannen aller wichtigen Muskelgruppen führt zu einer vollständigen, tiefen körperlichen und psychischen Entspannung. Als Erweiterung der PME lassen sich Achtsamkeitsübungen gut in die Entspannungstechnik integrieren.
- **Body-Scan-Meditation**. Ein weiteres Entspannungsverfahren stellt die aus der Achtsamkeitslehre stammende Body-Scan-Meditation dar. Im Folgenden führe ich Aussagen aus dem Buch von Jon Kabat-Zinn, „Gesund durch Meditation / Das große Buch der Selbstheilung mit MBSR" (Mindfulness-Based Stress Reduction) auf. Beim Body-Scan gehen wir im Geiste die verschiedenen Körperregionen, vom Kopf bis zu den Füßen und wieder zurück, systematisch durch. „In jedem Bereich verweilen wir eine Zeitlang in vollem Gewahrsein. Wir spüren in alle Empfindungen hinein, die wir dort haben, und seien es solche der Empfindungslosigkeit oder auch Taubheitsgefühle." Laut Prof. Jon Kabat-Zinn wird der innere Heilungsprozess beträchtlich gefördert, „wenn man die Fähigkeit erwirbt, die Aufmerksamkeit gezielt in jedem beliebigen Körperteil zu platzieren

und dort positive mentale Kräfte in der Form von Zuwendung, Wohlwollen, Güte oder Akzeptanz hinlenkt".

- **Lachyoga. (Hasya-Yoga)** Da das Lachyoga auch zur Entspannung führt, gehört es in die Reihe von möglichen Entspannungstechniken. Lachyoga hat seine Geburtsstunde in Indien, es wurde 1995 von Dr. Madan Kataria und seiner Frau Madhuri Kataria ins Leben gerufen. Es hat sich mittlerweile in über 75 Ländern, Tausenden von Lachclubs und vielen Einrichtungen ausgebreitet. Dort werden Lachyogaübungen regelmäßig durchgeführt. Lachyoga ist ein Gute-Laune-Training, das unser Wohlbefinden erhöht, indem es Körper, Geist und Seele aktiviert. Die verschiedenen Lachyoga-Übungen, die ich in meinen Kursen mit den Teilnehmern praktiziere, helfen uns, gemeinsam zum Lachen zu kommen. Dadurch können wir uns entspannen und versorgen uns gleichzeitig mit neuer Energie und stärken unser Immunsystem. Wenn du möchtest, dann kannst du mit mir gemeinsam drei interessante Lachyogaübungen durchführen. Dazu musst du lediglich „YouTube" aufrufen und eingeben: Lachjogi Toni (Wohlfühlhormone – wie du sie sofort aktivieren kannst!) und schon kann es losgehen mit unserem gemeinsamen Lachen. Lachyoga kannst du auch alleine, am besten vor einem Spiegel durchführen. Ich kann verstehen, wenn meine Lachyogaübungen in dir ein befremdliches Gefühl loslösen, dieses Gefühl hatte ich am Anfang auch. Der sogenannte „innere Kritiker" (siehe Seite 93) schlägt sofort Alarm, wenn wir etwas durchführen wollen, was uns „lächerlich" machen könnte. – Nun heißt es „über den eigenen Schatten zu springen" und über sich selber zu lachen. Das Ziel „Lachen" ist somit erreicht!

Regelmäßig durchgeführte Lachyoga-Übungen können dich dabei unterstützen, überschüssiges Cortisol schneller abzubauen! Dafür werden vom Gehirn vermehrt Wohlfühlhormone, wie Serotonin und Endorphine, freigesetzt. Um in den Genuss des „Glückscocktails" zu kommen, ist ein regelmäßiges Training von mindestens 10 Minuten Lachyoga oder intensives Lachen aus dem Bauch heraus zu empfehlen.

Dass uns allen das Lachen guttut, ist von Gelotologen, von den sog. Lachforschern, untersucht worden. Sie haben herausgefunden, dass Lachen Negativstress abbaut und Glückshormone freisetzt, es trainiert unser Herz-Kreislauf-System, es stärkt das Immunsystem und verringert sogar die Schmerzempfindlichkeit. Wie heißt es so schön im Volksmund: Lachen ist die beste Medizin.

Da Humor und das Lachen häufig eine Einheit bilden, möchte ich noch auf einen Verein aufmerksam machen: HumorCare e.V. Deutschland-Österreich (kurz HCDA). HCDA fördert die wissenschaftlich fundierte Anwendung von Humor in klinischen, psychosozialen, pädagogischen und beratenden Berufen. Die „Klinikclowns" und auch „Lachclubs" sind in diesem Verein vertreten. Die Klinikclowns sind gemeinnützige Vereine, die Clownsbesuche in Krankenhäusern, Seniorenheimen und therapeutischen Einrichtungen organisieren.

Abschließend zu dem Kapitel Entspannungsübungen sei noch erwähnt, dass Yoga-Übungen aus dem Hatha-Yoga sowie Qigong-Übungen sich ebenso gut eignen, um sich zu entspannen und ganz im Hier und Jetzt zu sein.

Wenn du dich nun gar nicht mit einer Entspannungstechnik anfreunden kannst, dann möchte ich dir empfehlen, dich in der Feierabendzeit 20 Minuten hinzusetzen oder hinzulegen, um bewusst deinen Atemfluss zu beobachten. Dabei deine Hände auf den Bauch zu legen, ist hilfreich, um die Atembewegungen intensiver wahrzunehmen. Wenn du dir nun beim Ausatmen vorstellst, alles, was dich belastet, abzugeben, sowie beim Einatmen alles aufzunehmen, was du momentan haben möchtest, dann kannst du dem täglichen Stressgeschehen aktiv etwas entgegensetzen. Du führst deine erhöhten Erregungen, die durch den Antrieb des Sympathikus ausgelöst wurden, in den Erholungszustand, der durch die Anregung des Parasympathikus eingeleitet wird.

Da unsere Atmung in allen Entspannungs- und Meditationstechniken einen zentralen Raum einnimmt, erörtere ich nachfolgend einige mögliche bewusste Atemübungen. **Bist du bereit, eine dieser Übungen spontan zu praktizieren?**

Atembewusstsein. Der Atem ist unser treuer, ständiger Begleiter, ein Leben lang. Uns Erwachsene begleitet er zwischen 12- und 18-mal in der Minute. Bei einer mittleren Atemfrequenz ist er schon 20.000 Mal pro Tag unser Begleiter. Meistens bemerken und beachten wir ihn jedoch gar nicht. Hat er nicht mehr Beachtung verdient? Ich denke ja! Insbesondere, wenn wir uns gestresst und überfordert fühlen, können wir uns bewusst auf unseren Atem konzentrieren. Er steht uns dann hilfreich zur Seite. Er bietet uns seine Hilfe an, „Atem-tanken" ohne finanzielle Kosten und mit wenig Zeitaufwand. Was spricht dagegen, dass wir unserem ständigen Begleiter, dem Atem, mehr Beachtung schenken?

Wir können uns auf unseren Atem absolut verlassen, denn über die Bahnen des vegetativen (autonomen) Nervensystems sorgt das Atemzentrum (Medulla oblongata), welches im Hirnstamm liegt, immerfort für unser stetiges Atmen. Unsere Atmung können wir, obwohl sie automatisch funktioniert, zumindest zeitweise beeinflussen. Über ein bewusstes Atmen nehmen wir Einfluss auf unser vegetatives Nervensystem. Dadurch können wir unsere Atmung gezielt für unsere Gesundheit einsetzen.

Es wurde nachgewiesen, dass man Atemübungen im Lebensalltag gegen Negativ-Stress und Ängste erfolgreich einsetzen kann. Wenn du dich gestresst fühlst oder deine Emotionen überhandnehmen, dann führe drei bewusste Atemzüge durch. Setze dich aufrecht hin oder stelle dich aufrecht hin. Atme durch die Nase (Mund) so tief ein, wie du kannst. Halte nun das mit Luft aufgefüllte Lungensystem kurz an, bist du spürst, wie sich der Druck ausdehnt. Danach lasse ganz langsam und kontrolliert die Luft wieder durch die Nase ausströmen. Wiederhole diesen Vorgang dreimal! Beobachte deine Empfindungen, werde dir ganz und gar bewusst, was beim tiefen Einatmen und Ausatmen physiologisch geschieht. Wenn du beim Hineinfühlen in den Atemvorgang die Augen schließt, kannst du dich noch intensiver auf die Atemreise begeben.

Während du aufmerksam und wertfrei deine Ein- und Ausatmung wahrnimmst, entsteht ein intensives Bewusstsein für dieses Atemgeschehen. Du kannst dich beim wertfreien Beobachten, der Einatmung, fragen: Wie fühlt es sich an, wenn sich mein Körper mit Sauerstoff auffüllt, wie tief geht die Atmung? Bei der Ausatmung kannst du dich fragen: Wie fühlt es sich an, wenn der Atem wieder meinen Körper verlässt? Was geschieht mit mir beim Loslassen des Atems?

Zurück zur Ausgangssituation: Du stärkst dein Atembewusstsein jedes Mal, wenn du die drei bewussten Atemzüge durchführst. Vielleicht erscheint dir die beschriebene Atemübung zu einfach, um eine positive Wirkung zu erzielen.

Jedoch haben gerade einfache Dinge (Vorgehensweisen), wenn sie ganz bewusst durchgeführt werden, eine überraschende Wirkung. Gut wäre es, wenn du diese Atemübung möglichst häufig in dein Leben integrieren könntest, damit du sie dir aneignen kannst. Dadurch kannst du bei Bedarf schnell und reflexartig einen beruhigenden Impuls auslösen. **Probiere es einfach aus – lass dich überraschen!**

Die beschriebene einfache Atemübung lässt sich noch gut erweitern, wenn du den beruhigenden und entspannenden Effekt verstärken möchtest, und zwar, indem du deine Ausatmung durch die „Lippenbremse" verlängerst und dadurch intensivierst. Du atmest langsam durch die Nase ein, in den Bauch hinein, sodass sich dieser aufwölbt (wie ein Blasebalg, der sich mit Luft aufpustet). Die Ausatmung erfolgt nun über den Mund bei leicht zusammengepressten Lippen. Du kannst deine Lippen wie für ein stimmhaftes „f" formen, sodass der ausströmende Luftstrom gegen diesen Widerstand einen hörbaren Laut von sich gibt. Versuche so langsam und so lange wie möglich diese Ausatmung zu praktizieren. Stelle dir vor, du möchtest die Kerzen auf deinem Geburtstagskuchen alle auf einmal auspusten (der Blasebalg wird restlos entleert). Durch dieses intensive Ausatmen werden deine Bronchien und die Lungenflügel sehr gut entleert und das bedeutet gleichzeitig, dass sich die anschließende Einatmung auch verstärkt (der Blasebalg kann sich wieder gut mit Luft füllen).

In Studien konnte nachgewiesen werden, dass sich durch ein langsames, bewusstes Ausatmen körperliche und damit auch seelische Anspannungen gut abbauen lassen.

INFO:

Wenn beim Joggen Seitenstechen auftritt, dessen Ursache immer noch weitgehend unbekannt ist, kannst du mit der Lippenbremse-Atmung versuchen, es zu verringern. In der Medizin wird die Lippenbremse (Presslippenatmung) bei Atemwegserkrankungen und als eine unterstützende Notfallmaßnahme gehandhabt. Hast du in deinem Berufsalltag die dosierte Lippenbremse als eine spezielle Atemtechnik – z. B. bei COPD-Erkrankten – schon mal durchgeführt?

Anke Nolte beschreibt in ihrem Artikel Zeit zum Durchatmen in Psychologie Heute (04. 2019) eine Atemübung nach dem Konzept von „Schlaffhorst-Anderson", die es auch Anfängern ermöglicht, einen dreiteiligen Atemrhythmus zu erleben: „Einatmen – Ausatmen – Lösen. Legen Sie im Sitzen die Hände mit dem Handrücken auf die Oberschenkel. Ziehen Sie die Hände mit der Einatmung zur Faust zusammen, dehnen Sie die Finger mit der Ausatmung wieder auseinander, bis die Hand ganz gestreckt ist. Lösen Sie jegliche Anspannung in der Pause nach der Ausatmung." In dem oben genannten Artikel wird gesagt, dass sich durch die kurze Pause nach der Ausatmung vor der nächsten Einatmung Muskelverspannungen im ganzen Körper lösen können. Dietlind Jacobi (Atem-, Sprech- und Stimmlehrerin in Berlin) sagt zu dieser Atemübung, es *„entsteht ein dreiteiliger Rhythmus, in dem sich der Atem reguliert und der Mensch sich ordnen kann".* **Vielleicht gelingt dir dieser dreiteilige Atemrhythmus?**

Im Yoga stellen Atemübungen eine Basistechnik dar. Atemarbeit nennt sich im Yoga Pranayama (Zusammenführung von Körper und Geist durch Atemübungen). Aus den vielen verschiedenen Atemübungen möchte ich nun auf die wechselseitige Nasenatmung aufmerksam machen. Sie hat eine harmonisierende und ausbalancierende Wirkung. Während der natürlichen Atmung herrscht normalerweise abwechselnd das rechte oder das linke Nasenloch beim Einatmen vor.

Dieser Nasenzyklus entsteht durch das abwechselnde An- und Abschwellen der drei Nasenmuscheln. An der seitlichen Nasenwand befinden sich jeweils drei Schwellkörper (Nasenmuscheln), die der Befeuchtung und Anwärmung der Atemluft dienen. Diese schleimhautbekleideten Schwellkörper regulieren auch den Luftstrom. Durchführung der Wechselatmung: Mit Daumen und Ringfinger (oder Zeigefinger) wirst Du während der Übung die Nasenlöcher sanft verschließen. Atme tief ein, entspanne die Schultern, schließe die Augen, atme wieder tief aus. Du beginnst mit der Einatmung immer auf der linken Seite.

Also verschließt du zu Beginn das rechte Nasenloch mit dem Daumen und atmest links ein, während du bis vier zählst (4 Sekunden). Verschließe beide Nasenlöcher und halte die Luft sechs bis acht Sekunden an. Dann öffnest du das rechte Nasenloch und atmest ruhig aus, während du bis sechs zählst.

Halte das linke Nasenloch verschlossen, atme rechts wieder ein, während du bis vier zählst. Nun wiederholt sich der Vorgang: abwechselnd auf einem Nasenloch aus- und einatmen, Luft anhalten, auf der anderen Seite wiederholen. Wichtig ist, dass du die Einatmungszeit am kürzesten hältst, die Ausatmungszeit und das Luftanhalten kannst du solange wie möglich durchführen. Wenn du merkst, dass dir das Luftanhalten schwerfällt, dann zwinge dich nicht dazu, vielmehr verkürze die Zeit so weit, bist du dich dabei wohlfühlst. Es ist empfehlenswert, die Atemübung ein paarmal zu wiederholen. Die Durchführung der Wechselatmung ist etwas anspruchsvoller als die zuvor beschriebenen Atemübungen. Bei rege mäßiger Durchführung wird sie dir aber ihre gute, beruhigende und entspannende Wirkung aufzeigen. Sie eignet sich auch als Einschlafhilfe. Auf körperlicher Ebene vergrößert die Nasen-Wechselatmung unser Lungenvolumen und kräftigt das Herz-Kreislauf- sowie das Immunsystem.

Selbstreflexion

Wie gehst du mit deiner inneren Anspannung um, welche Methode hilft dir, „vegetativ runterzufahren“ bzw. in die gewünschte Entspannung zu kommen?

Erhöhung der Alltagsachtsamkeit

Die Heiligenfeld Akademie in Bad Kissingen schreibt zum Thema Achtsamkeit Folgendes: „Die Bedeutung der Achtsamkeit für unsere Menschheitsentwicklung beginnen wir gerade erst zu erkennen. Das Potenzial der Achtsamkeit ermöglicht uns mit zunehmender und voller Bewusstheit unsere gesamten Lebensvorzüge, unsere Kultur und Gesellschaft zu durchdringen, aufzuklären und in bewusster Verantwortlichkeit weiterzuentwickeln."

Das Konzept der Achtsamkeit entdeckt man in vielen spirituellen Traditionen wie im Buddhismus, im Christentum, Judentum und im Islam. Inzwischen hat es auch einen festen Platz in der Psychologie und in der Medizin gefunden. Der weiter oben erwähnte Prof. Jon Kabat-Zinn ist einer der Autoren, der durch sein Achtsamkeitskonzept große Erfolge aufweisen kann. Er begann vor rund 40 Jahren ein achtwöchiges Kursprogramm mit dem Titel Mindfulness-Based Stress Reduction – MBSR, eine Achtsamkeitsbasierte Stressreduktion, zu entwickeln. MBSR wird heutzutage in vielen Reha-Kliniken weltweit eingeübt und praktiziert. Ebenso bieten MBSR-Lehrer diesen achtwöchigen Kurs für Interessierte an.

Ein Zugang zu mehr Achtsamkeit (Aufmerksamkeit) kann sich uns eröffnen, wenn uns die Veränderlichkeit aller Dinge bewusst wird. Häufig denken und verhalten wir uns illusorisch, verdrängen allzu gern, dass sich die Welt um uns herum ständig verändert.

Indem wir uns wünschen und auch erwarten, dass Gegebenheiten (Dinge) stets gleich bleiben, engen wir unsere Wahrnehmung stark ein. Dieses Denken kann uns die Möglichkeit nehmen, überhaupt kleine Veränderungen zu erkennen oder sie selber zu bewirken.

Die stetige Veränderung von allem, was uns umgibt, einschließlich unseres Körpers, kommt treffend in dem abgewandelten Ausspruch des Philosophen Heraklit zur Geltung: „**Das einzige Beständige ist das sich Verändernde (Wandelnde)**." Wenn wir uns dieser Tatsache bewusst werden und sie akzeptieren, ist das der erste Schritt in eine Aufmerksamkeit, die uns erkennen lässt, was tatsächlich geschieht.

Die Fähigkeit, sich für den gegenwärtigen Moment zu öffnen, geht durch unsere schnelllebige Zeit immer mehr verloren. Zeit zu haben, sie sich zu nehmen, scheint heutzutage abhandengekommen zu sein. Denn niemand hat mehr Zeit. Jedenfalls glauben und verhalten sich viele von uns so. Im Beruf und auch in der Freizeit ist jede Minute in ein enges Zeitraster eingebunden. Es scheint fast so zu sein, dass es

„zum guten Ton" dazugehört, keine Zeit mehr zu haben. Schließlich kostet es ja Zeit, sich Zeit zu nehmen.

Selbstreflexion

Wie gehst du mit dem alltäglichen Phänomen um, keine Zeit mehr zu haben?

Wir sind geneigt, im Alltag Dinge gleichzeitig zu erledigen (Multitasking). Dieses Verhalten macht uns häufig hektisch, wir sind gestresst und unzufrieden. Stressempfindungen und Hektik sind die ärgsten Feinde, wenn es darum geht, den Moment intensiv zu erleben. Die Konzentration auf den gegenwärtigen Augenblick gelingt uns besser, wenn wir vermeiden, mehrere Dinge auf einmal zu erledigen.

Um unsere Gegenwart intensiv wahrzunehmen, besitzen wir fünf verschiedene Sinne: den Seh-, Tast-, Hör-, Geruchs- und Geschmackssinn. Dazu kommen noch die Fähigkeiten unseres Körpers, das Gleichgewicht und die Temperatur wahrzunehmen. Im Alltagsgeschehen können wir durch eine Überflutung mit Informationen und Reizen kaum das beachten, was unsere Sinne aufnehmen und an uns weiterleiten. Dadurch gehen uns lebensbereichernde Informationen verloren. Durch Achtsamkeitstraining können wir besser bei uns selbst sein. Achtsam zu sein bedeutet, den jeweiligen Moment bewusst und nicht urteilend wahrzunehmen mit allem, was er beinhaltet.

Diese Art der Aufmerksamkeit schult uns, die Realität des Gegenwärtigen, des Augenblicks anzunehmen und zu akzeptieren. Wenn es uns gelingt, insgesamt achtsamer durchs Leben zu gehen, lernen wir unsere jeweiligen Tätigkeiten ganz bewusst durchzuführen. Jeder Tag bringt die Chance mit sich, an Entscheidungspunkten kurz innezuhalten, um sich klar zu werden: Was mache ich gerade? Dadurch ergibt sich eine neue Wahrnehmungsqualität, die uns mit mehr Zufriedenheit und Freude beschenkt!

Sich immer wieder im gegenwärtigen Tun zu verankern, kann uns helfen, ganz und gar in einer Tätigkeit aufzugehen, sozusagen im Hier und Jetzt zu leben. In meinem Büro habe ich in großgeschriebenen Worten unter einem Wolkenaquarell-Bild geschrieben: **Vergangenheit kann ich nicht ändern – aber Zukunft mitgestalten und im Hier und Jetzt leben!**

Ebenso kann mich das Loslassen und Verzeihen von unschönen vergangenen Situationen dabei unterstützen, ein Leben in der Gegenwart zu genießen. Der Versuch, bewusster in der Gegenwart zu leben, stellt für mich jeden Tag erneut eine Herausforderung dar, die mir manchmal gelingt, aber ebenso oft auch misslingt.

Wer möchte, kann auf der Basis von Achtsamkeit sofort einige kleine Verhaltensweisen in seinem Alltag verändern. Er kann automatisch ablaufende Dinge bewusst anders gestalten, den „Autopilot-Modus" abschalten.

Hier nun einige Beispiele:
Achtsam unterwegs sein. Wenn du mit dem Auto unterwegs bist, dann schalte dein Radio und insbesondere dein Smartphone aus. Während der Autofahrt mal eben aufs Smartphone zu schauen, bedeutet in den 3–4 Sekunden, je nach Fahrttempo, mehr als 100 Meter mit verbunden Augen zu fahren. In vielen Tests, die weltweit durchgeführt wurden, zeigte sich, dass man nicht in der Lage ist, eine Nachricht zu lesen und gleichzeitig aufmerksam Auto zu fahren. Am besten ist es, das Smartphone vor der Fahrt in den Kofferraum zu legen und erst bei einer Fahrtpause evtl. Nachrichten zu verarbeiten. Während der Autofahrt kannst du die Ruhe, den Raum nur für dich, und den Prozess des Fahrens vollends genießen.

Gerätst du auf der Autobahn in einen kilometerlangen Stau und nichts geht mehr, dann geht immer noch dein Atem. Konzentriere dich einfach auf deinen Atemfluss. Bist du mit dem Fahrrad oder zu Fuß unterwegs, reduziere ab und zu dein Tempo, um die Umgebung und den Himmel besser wahrzunehmen. Den verändernden Wolkenzug am Himmel zu bewundern hat einen besonderen Reiz. Wenn du an einer roten Ampel ankommst, dann nimm deinen Atem bewusst wahr: Das Ein- und Ausströmen des Atems und das Heben und Senken der Bauchdecke im Atemfluss. Genauso kannst du eine Wartezeit in einer Einkaufsschlange mit der wohlwollenden Beobachtung deines Atems ausfüllen.

Achtsam essen. Coffee to go, Eat to go, schnelles Trinken und Essen, nebenbei und unterwegs, wird in den Städten immer häufiger angeboten. Es dient in der Regel nur zum eiligen Auffüllen von Nahrungsmitteln, ohne wirklichen Genuss dabei zu empfinden. Durch die zu rasche Einnahme kommt das Sättigungsgefühl nicht hinterher. Das natürliche Sättigungsgefühl setzt nach etwa 15 bis 20 Minuten ein. Wenn du langsam und bewusst deine Nahrung einnimmst, besteht die Chance, dass du weniger essen musst, um dich satt und zufriedener zu fühlen. Ganz nach der Devise: Wer langsam isst, wird schneller satt! Versuche doch mindestens einmal am Tag, eine Mahlzeit ganz achtsam und bewusst einzunehmen, um dadurch die Nahrung intensiver zu genießen. Im Sitzen zu essen und zwischendurch das Besteck abzulegen, hilft dir ein Sättigungsgefühl wahrzunehmen. Beim langsamen Kauen kannst du dich fragen, welchen Geschmack nehme ich als Erstes wahr und welchen Geschmack beim zweiten Nachschmecken? **Lass deine Geschmackspapillen auf Entdeckungsreise gehen**.

Du wirst erstaunt sein, was du alles herausschmecken kannst! Auch ist es sinnvoll, sich Gedanken darüber zu machen, wie viel Menschen daran beteiligt waren, damit du jetzt diese Mahlzeit einnehmen kannst. Dein Wertschätzungs- und Dankbarkeitsgefühl wird dadurch zunehmen.

Achtsam Verzicht üben. Das zeitweise Verzichten auf Dinge, die uns viel Freude und Genuss bereiten, kann uns langfristig zu immer wiederkehrendem intensivem Genuss verhelfen. Denn wer zur Dosierung nicht in der Lage ist, wird zu einer überdrüssigen Sättigung gelangen. Diese Art der Sättigung schließt Genuss aus. Dinge, die uns eigentlich glücklich machen, werden so zur Normalität. Der ursprüngliche Genuss basiert auch nicht auf der Quantität, sondern vielmehr auf der Qualität. Diese Erkenntnis bezieht sich auf viele Dinge, die uns das Leben verschönern können, sei es beim Buffet-Essen, beim Trinken von Genussmitteln, beim Konsum der Unterhaltungsmedien, beim Sex. Wer die notwendige Dosierung nicht beachtet, der ist gefährdet, eine Suchtabhängigkeit zu entwickeln.

Achtsame Selbstbeobachtung: Diese bezieht sich auf den eigenen Körper, die Gedanken, die Gefühle und das Verhalten. Sie kann uns dem Ziel einer wertvollen Selbstreflexion näherbringen. Am Beispiel von unseren Gedanken, die immerfort kommen und gehen, möchte ich zu mehr Beachtung dieser Tatsache ermutigen. Da wir unsere Gedanken letztendlich nicht abstellen können, ist der Umgang mit ihnen entscheidend. Denn Gedanken werden zu Gefühlen, die uns dann im Beurteilen einer Situation hinderlich sein können.

Der Slogan: „**Glaub nicht alles, was du denkst!**", kann der erste Schritt in Richtung Selbstreflexion sein. Wenn sich negative Gedankenschleifen in uns breit machen und wir uns dadurch unglücklich fühlen, macht das den Körper mit der Zeit krank. Also wäre es gut, wenn wir lernen, unsere Gedanken bewusst zu steuern. Seine aufkommenden Gedanken zu verbannen, hat in der Regel wenig Sinn: Sie kommen mit Sicherheit wieder.

Ich versuche folgendermaßen zu agieren, indem ich ein bewusstes Selbstgespräch initiiere: „Hallo liebe Gedanken, da seid ihr ja wieder, ich kann euch aber im Moment nicht gebrauchen, da ich mich gerne auf dieses oder jenes konzentrieren möchte." Gedankenunterdrückung funktioniert nicht, deshalb ist es besser, sich auf eine sinnvolle oder auch kreative Aufgabe zu konzentrieren. Ebenso können uns Entspannungstechniken, wie AT, PME, Body-Scan oder auch das Lachyoga helfen, die negativen Gedankenschleifen zu unterbinden.

Selbstreflexion

Wenn du möchtest, dann kannst du dich nun auf einen kleinen Test einlassen. Stelle dir dabei eine Situation vor, von der du weißt, sie wird schwierig sein. Sage dir bewusst, am besten mit geschlossen Augen: Ich schaffe es nicht! Nun der fast gleiche Gedankengang, jedoch mit einer entscheidenden Veränderung: Ich denke gerade nur, ich schaffe es nicht. Verspürst du einen Unterschied? Der letztgenannte Gedankengang stellt eine gute Ausgangssituation dar, um aufmerksam das häufige Negativdenken im Ansatz zu erkennen. Wenn dir ganz und gar bewusst wird, dass du etwas nur denkst, dann wird dir auch bewusst, es ist keine Realität. Ob du etwas schaffst oder nicht schaffst, ist noch völlig offen.

Achtsamkeit und eine wertschätzende Kommunikation gehören im Pflegealltag dazu, um ein Wohlbefinden sowohl bei unseren Pflegebedürftigen als auch im gesamten Pflegeteam hervorzurufen. Sobald du den Menschen mit allem, was dieser mitbringt, bewusst wahrnimmst, schärfst du deine Sinne und kannst erkennen, wen du vor dir hast. Aus dieser Erkenntnis heraus gelingt dir eine individuelle, an der Lebensumwelt des Patienten/Klienten orientierte Pflegeplanung.

Anhand dieser Pflegeplanung kannst du ganz bewusst (achtsam) deine Pflegetätigkeiten durchführen. Deine unterstützenden pflegerischen Maßnahmen, die Hilfe zur Selbsthilfe sind, orientieren sich an den wechselnden Bedürfnissen deines Klienten.

Durch die Integration der Achtsamkeit (im Pflegealltag) erkennen wir nicht nur die körperlichen und seelischen Handicaps, sondern den ganzen Menschen mit seinen vorhandenen Ressourcen. Wenn wir eine bewusste Praxis der Achtsamkeit in unsere Pflegehandlungen mit einbeziehen, können wir leichter hervorragende menschliche Fähigkeiten, wie Geduld, Toleranz und Mitgefühl (siehe auch Teil I Seite 15-16), praktizieren. Achtsamkeit in der Pflege führt dazu, beim zu Pflegenden ein physisches und psychisches Wohlbefinden hervorzurufen. Die erreichte Zufriedenheit bei dem anderen hinterlässt auch in uns ein gutes Gefühl, um nach Beendigung unseres Arbeitstages den Feierabend zu genießen.

Zum Abschnitt Alltagsachtsamkeit möchte ich noch auf ein Phänomen aufmerksam machen, den „Türrahmen-Effekt". Wer voller Tatendrang von einem Raum in einen anderen geht, hat oft schlagartig vergessen, was er dort eigentlich wollte. Verantwortlich ist die Funktionsweise unseres Gehirns. Das Gehirn koppelt einen Gedanken oft an das Zimmer, in dem er entstand. Von daher kann es sein, dass du dich, angekommen in einem anderen Raum, nicht mehr an dein Vorhaben erinnerst. Über diesen Türrahmen-Effekt berichtete das Magazin Psychologie Heute (03.2012) mit Verweis auf eine US-Studie. Vielleicht hast du Lust, diesen Türrahmen-Effekt bei dir selber bewusst zu beobachten? Ganz spannend wird es aus meiner Erfahrung, wenn du mehrere Raumwechsel hintereinander durchführen musst. In deiner Berufsausübung gehört es häufig dazu, mehrere Raumwechsel durchzuführen!

Ich wünsche dir auf jeden Fall viel Spaß bei der Eigenbeobachtung!

Resilienz, Positiv-Denkmodus, Innerer Kritiker, Dankbar-Sein und Gelassenheit

Unter Resilienz (seelische Widerstandskraft) versteht man die Fähigkeit, die eigene psychische Gesundheit während oder nach Krisensituationen aufrechtzuerhalten und die durchlebte Krise als Anlass für Entwicklungen zu nutzen. Im Idealfall gehen wir gestärkt aus der Krise hervor. „Krisen verändern uns", sagt Professor Raffael Kalisch in der Apotheken-Umschau (12/2018). *„Immer mehr Studien sprechen sogar dafür, dass gerade in Veränderungen der Schlüssel für Resilienz liegt." „Dabei zeigte sich unter anderem, dass Menschen, die zwei bis vier schlimme Krisen durchgemacht hatten, mit ihrem Leben besser zurechtkamen als diejenigen, denen die negativen Erfahrungen fehlten."*

Resilienz wird also nicht als eine starke Persönlichkeitseigenschaft, die man hat oder nicht hat, sondern eher als ein lebenslanger Lernprozess angesehen. Unsere Resilienz, unsere psychische Widerstandskraft, ist nichts Statisches, sie ist in den verschiedenen Phasen unseres Lebens unterschiedlich stark ausgeprägt. Wie groß unsere psychische Widerstandskraft ist, zeigt sich erst dann, wenn die Krise schon da ist. Wobei es auch normal ist, wenn es einem eine Zeit lang schlecht geht, z. B. nach einer Trennung oder durch einen Trauerfall.

Den Positiv-Denkmodus zu aktivieren und positive Gefühle zu sammeln, ist ein guter Weg zu einem besseren und gelingenden Leben. Die Gehirnforschung sagt uns jedoch, dass die meisten unserer Gedanken eher negativ geprägt sind. Das ist ein Erbgut aus unseren frühen menschlichen Anfängen und es hat mit der damaligen Überlebensstrategie zu tun. Auch die täglichen Nachrichten greifen überwiegend negative Schlagzeilen auf. Wenn ich nun in diesem Negativdenken verweile, dann werden diese neuralen Verbindungen stärker ausgeprägt.

Folglich registriert mein Gehirn im Alltag mehr die negativen Geschehnisse. Dadurch potenzieren sich die negativen Empfindungen und es besteht die Gefahr, dass es irgendwann zu einer depressiven Verstimmung kommt. Gegensteuern kann ich mit positiven Gedanken, die idealerweise mit positiven Gefühlen einhergehen. Zum Beispiel an den letzten Urlaub denken und dabei schöne erlebte Augenblicke visualisieren (veranschaulichen). Diese kognitiven (wahrnehmenden) Techniken arbeiten an der Art und Weise unseres Denkens. Sie haben das Ziel, eine Veränderung der Sichtweise zu bewirken, sie lassen uns erleben, dass wir das Problem selbst unter Kontrolle bringen können. Kognitive Techniken sind gut trainierbar.

Durch Refraiming (Umdeutung) kann ich etwas „einen neuen Rahmen" geben. Oder anders ausgedrückt, ich kann einer Tatsache eine andere Bedeutung geben. Ob ich sage, das Glas ist halb leer oder es ist halb voll, bekommt durch meine Sichtweise eine andere Bedeutung. Refraiming ist etwas, das jeder Mensch täglich macht, jedoch meist, ohne es bewusst zu machen. Witze basieren häufig auf dem Prinzip des Refraimings durch die unerwartete Wendung des Geschilderten.

Das Gehirn reagiert wie ein Muskel, das, was ich trainiere wird mit der Zeit größer und verfestigt sich. Die Positiv-Denkbahnen (neue neurale Verbindungen) werden ausgeprägter, das Gehirn registriert – bzw. ich registriere – im Alltag wieder häufiger die vielen positiven Dinge. Der Neuropsychologe Rick Hanson sagt in einem Interview, welches im „Netzwerk Ethik heute" im April 2014 erschienen ist: *„Das Gehirn ändert ständig seine Struktur. Wenn Sie sich nur fünf Minuten am Tag Zeit nehmen, um das Gute aufzunehmen, dann hat es den Nebeneffekt, dass Sie beginnen, sich auf das Positive zu fokussieren. Sie suchen dann regelrecht danach. Es hilft Ihnen, im Leben präsenter zu sein."*

Ein Fachgebiet von Dr. Rick Hanson ist die Neuroplastizität. Es ist die Fähigkeit des Gehirns, sich aufgrund von inneren und äußeren Reizen zu verändern und anzupassen. Diese Erfahrung konnte ich selber durchleben, nachdem ich 2015 mit dem Praktizieren von Lachyoga angefangen habe. Ich wurde mit der Zeit sensibler für Alltagssituationen, in denen es etwas zu lachen gibt. Des Weiteren fokussierte ich meine Aufmerksamkeit mehr auf das positive Geschehen als auf das negative Geschehen.

Seit dieser Zeit gehe ich überwiegend positiv denkend und fühlend durch mein Leben. Für diesen „Zustand", des positiven Denkmodus muss ich jedoch immer wieder neu kämpfen. **Vielleicht hast du Lust, dich für mindestens ein Quartal lang im Positiv-Denkmodus zu trainieren**. Dadurch öffnest du dein Gehirn für eine neue Denk- und Empfindungswelt. Nach dieser Eingewöhnungsphase besitzt du die Fähigkeit, dein zukünftiges Leben mit wesentlich mehr Lebensfreude zu bewältigen. Und von daher wirst du dich weiterhin bemühen, immer wieder den Positiv-Denkmodus zu erhalten.

Im Kontext mit der Gefahr des Negativ-Denkens steht auch der sogenannte „Innere Kritiker". Diese Instanz hat sich in unserer Kindheit entwickelt und sie begleitet uns ein Leben lang. Äußerungen wie „Das schaffst du nicht!" oder „Dazu bist du zu dumm!" können uns als Erwachsene das Leben sehr erschweren. Ähnlich, wie die

Gedankenunterdrückung nicht funktioniert, so ist es auch mit dem inneren Kritiker, er lässt sich auch nicht einfach unterdrücken. Burkhard Düssler, ein Facharzt für psychosomatische Medizin, schreibt im Magazin Psychologie Heute (Nov. 2018): „Diese innere Stimme kritisiert uns nur, wenn sie etwas befürchtet. Besonders häufig meldet sie sich, wenn Abwertungen drohen. Wie können wir unseren kleinen Aufpasser also integrativ zur Ruhe bringen? Ganz einfach: Indem wir ihn wie ein ängstliches Kind behandeln."

Also einerseits die vorhandene Angst als eine mögliche Bedrohung wahrnehmen, aber andererseits uns nicht zu sehr von der Angst beeinflussen zu lassen. Hilfreich ist es, unseren „kindlichen Tunnelblick" einer Überprüfung zu unterziehen.

Erkennen wir nun, es besteht keine ernsthafte Gefahr, dann können wir getrost die überängstliche Instanz (innere Kritiker) ignorieren. Erkennen wir jedoch, dass es Sinn macht,auf die innere Stimme zu hören, dann können wir unser Verhalten dementsprechend korrigieren. In unseren Alltag ergibt sich aus diesen Überlegungen die Möglichkeit, beim Auftauchen des inneren Kritikers jedes Mal eine Realitätsüberprüfung durchzuführen, die uns bewusst machen kann, ob es eine akute Gefahr gibt oder nicht.

Um das Positive in unserem Leben mehr in den Vordergrund zu rücken, ist das Dankbar-Sein eine hilfreiche Unterstützung. **Oft wertschätzen wir nicht, was wir alles haben, halten vieles für selbstverständlich**. Ein von Freude begleitendes Gefühl der Dankbarkeit kann sich entwickeln, wenn wir uns fragen, was alles Gute und Schöne zum eigenen Leben dazugehört. Studien legen nahe, dass Menschen glücklicher bzw. zufriedener sind, wenn sie schöne Ereignisse oder das Gute in ihrem Leben zu schätzen wissen. Nichts für selbstverständlich zu nehmen, sondern Dankbarkeit für das, was ist, zu empfinden, ist ein Weg zu mehr Zufriedenheit. Menschen, die „Dankbarkeit leben", haben häufig auch einen Sinn für Spiritualität.

Selbstreflexion

Gibt es Menschen oder Gegebenheiten, für die du dankbar sein kannst?

....

....

....

....

....

Wir können Dankbarkeit regelrecht in unserem Leben kultivieren, indem wir schon morgens beginnen, dankbar für unser Leben und unser Wunderwerk des Körpers zu sein. Die Einzigartigkeit des neuen Tages als Geschenk anzunehmen. Uns über all die Menschen zu freuen, die uns nahe stehen. Und nicht nur das, auch dankbar zu sein für die Menschen, die uns Schwierigkeiten bereiten, weil sie uns die Chance des Wachsens ermöglichen. Dankbarkeit für die Tiere, die Pflanzen, die Schönheit der Natur. Es gibt sicherlich noch viel mehr, wofür wir dankbar sein können. Studien sagen uns: Menschen, die regelmäßig dankbare Gedanken haben, profitieren davon auf emotionaler, physischer und zwischenmenschlicher Ebene. Um dem Leben gegenüber mehr Dankbarkeit zu empfinden, kann das Aufschreiben von Umständen, für die du dankbar sein kannst, empfehlenswert sein. Das Führen eines Dankbarkeitstagebuches kann uns dabei unterstützen, das Dankbar-Sein in unser Leben zu integrieren. Eine Dankbarkeitsübung wäre es zum Beispiel, sich jeden Tag bewusst zu machen, was alles gut gelaufen ist.

Dankbarkeitspraktiken durchzuführen hilft uns, negativen Gefühlen wie Stress, Wut, Traurigkeit, Angst und Schuld etwas entgegenzusetzen. Dies wurde in einer Studie herausgefunden, die die Forscher um Megan Fritz von der University of California durchgeführt haben. Wenn es dir gelingt, Dankbarkeit in deinen Lebensalltag zu integrieren, Dankbarkeit im wörtlichen Sinne zu spüren, dann kann sich auch eine wohltuende Gelassenheit einstellen.

Das Thema Gelassenheit hat in unserer heutigen Medienumgebung, in der es uns kaum möglich ist, der Informationsflut zu entfliehen, einen neuen Stellenwert bekommen. Gelassenheit wird häufig mit innerer Gemütsruhe oder als Unbeschwertheit beschrieben. Viele von uns verspüren den Zwang, allen Whats-App-Nachrichten und E-Mails, Verabredungen und Wünschen gerecht zu werden. Unruhe, Aufgeregtheit, Nervosität und Negativ-Stress baut sich auf, wenn wir versuchen, „allem" gerecht zu werden. Da würde uns ein wenig mehr Gelassenheit ganz guttun. Letztendlich sind wir es selbst, die auswählen können, was wir wirklich brauchen und in welchem Internetforum wir uns engagieren.

Im Magazin GeoWissen (Nr.67/2020) sagt die Philosophin Frau Dr. Schmidt u. a.: *„Gelassen sind wir nur, wenn wir Wohlgefallen an uns selbst finden. Wenn wir uns selbst also gut kennen – unsere Fähigkeiten, Möglichkeiten und Wünsche –, dass wir Entscheidungen treffen können, die uns entsprechen."*

Im weiteren Verlauf dieses Interviews meint sie, Gelassenheit folge aus einer inneren Haltung, einer persönlichen Sicht auf die Welt. Diese Sicht auf die Welt ist zum Teil in unserer Persönlichkeit verankert. Erfahrungen und Erlebnisse spielen auch eine Rolle, wenn es darum geht, eine emotionale Überforderung abzuwehren. Denn einen Schritt von unseren Gefühlen zurückzutreten, das können wir alle einüben.

Dieser Übungsweg zu mehr Gelassenheit ist allen Menschen möglich. Viele Menschen sehen diesen Prozess (Weg) als eine natürliche Entwicklung an, die mit der Zunahme an Erfahrung und den Lebensjahren reifen kann. Frau Dr. Schmidt ist davon überzeugt, dass jedes Lebensalter das Potenzial besitzt, an der eigenen Gelassenheit zu arbeiten. Wichtig sei dabei die Regelmäßigkeit und Entschlossenheit, mit der jemand Gelassenheit einübt. Sie empfiehlt eine Übung, die bereits Seneca (ein römischer Denker) empfohlen hat. Es handelt sich um die allabendliche Reflexion. Man lässt den Tag Revue passieren und stellt sich die folgenden Fragen:

Selbstreflexion

„Wann wäre ich heute gern gelassener gewesen? Welche Emotionen kamen auf? Was waren meine Ansprüche?"

Wenn dieses Ritual regelmäßig durchgeführt wird, können wir mit der Zeit anders verfahren als vorher. Wir können dann Herausforderungen, bei denen Gelassenheit hilfreich wäre, auch dementsprechend begegnen.

Indem du den Umgang mit deinen Gefühlen immer wieder reflektierst, dir selbst Fragen stellst und dabei nachsichtig zu dir selbst bist, kannst du der Gelassenheit näherkommen. Ebenso ist es ein wichtiger Schritt in Richtung Gelassenheit, wenn du dir selbst verzeihst, dass du nicht immer gelassen bist.

In der Ausübung deines Pflegeberufes mehr Gelassenheit walten zu lassen, erscheint mir ein lohnenswertes Ziel, weil Gelassenheit eines der wirkungsvollsten Gegenmittel ist, um dem Alltagsstress Paroli zu bieten. Denn was nützt es dir, wenn du dich z. B. über Dinge, die du nicht ändern kannst, aufregst und dadurch in eine Abwärtsspirale von negativen Gefühlen gerätst? Außerdem ist die Gefahr dann groß, dass du die Negativgefühle mit in deinen wohlverdienten Feierabend nimmst. Hilfreich ist es, Umstände, auf die du keinen Einfluss hast, gedanklich auszusondern. Bewährt hat sich hier, einen Gedankenstopp durchzuführen. Durch das innerliche „**Stopp-Sagen**" unterbrechen wir unsere Gedanken, um uns dann unmittelbar einem neuen positiven Gedankengang zu widmen. **Du allein trägst die Verantwortung für dein Denken und Fühlen**. Sobald du dies erkannt hast, kann sich zu deiner pflegeberuflichen Tätigkeit auch eine wünschenswerte Gelassenheit dazugesellen.

Ich weiß nicht, wovon du dich bei deinen alltäglichen, und erst recht nicht, wovon du dich bei wichtigen Entscheidungen leiten lässt. Lässt du dich von deinem Verstand oder mehr von deinem Bauchgefühl leiten? Vielleicht bist du aber der Mensch, der sowohl seinem Verstand als auch seinem Bauchgefühl seine berechtigte Sichtweise zubilligt? – Und hast du schon mal etwas von deinem Herzgehirn gehört?

Fragen über Fragen! Lösbarer können sie werden, wenn du dich im nun folgenden Teil III sowohl verstandes- als auch gefühlsmäßig auf das Kapitel „die drei Gehirne" einlässt.

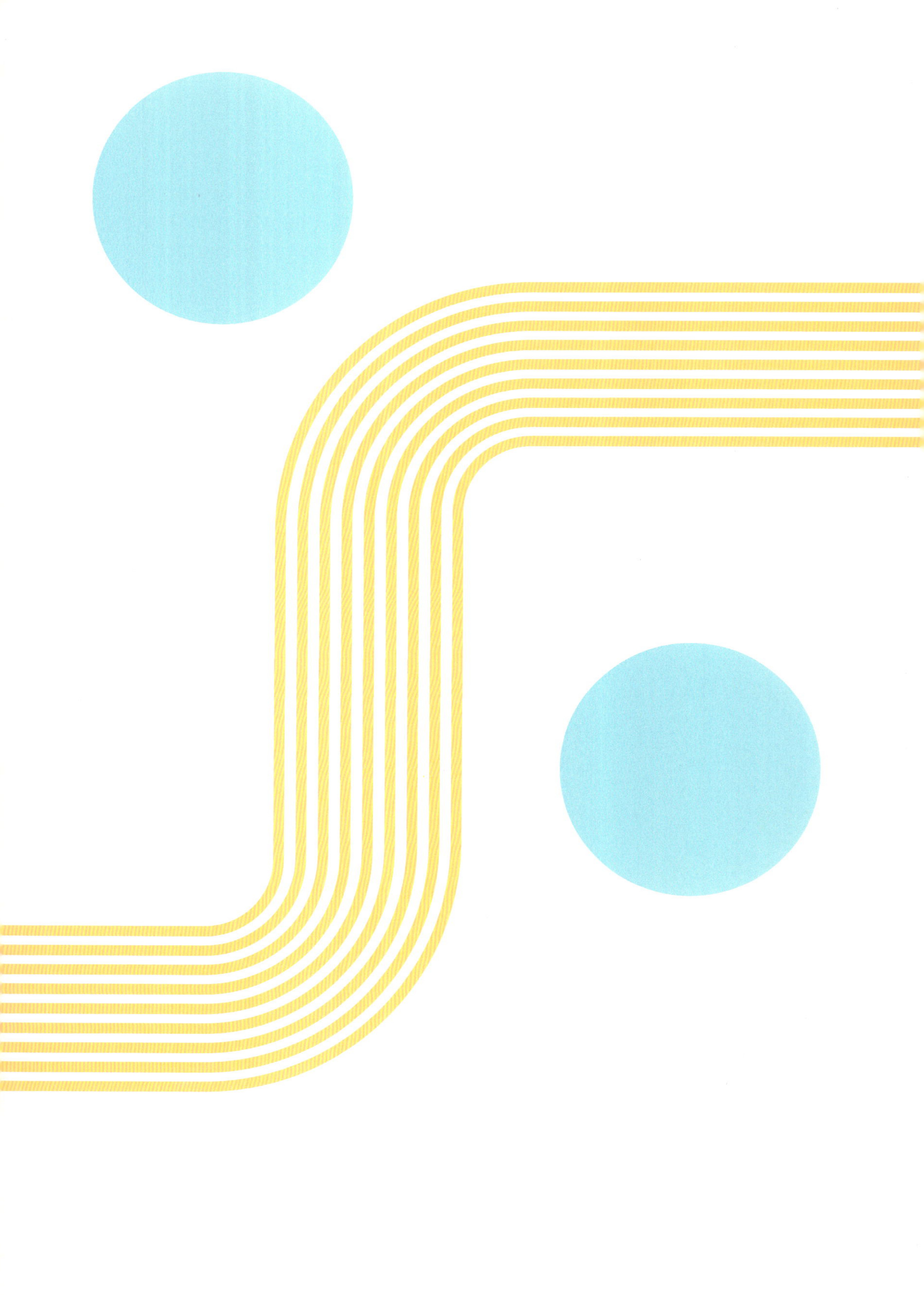

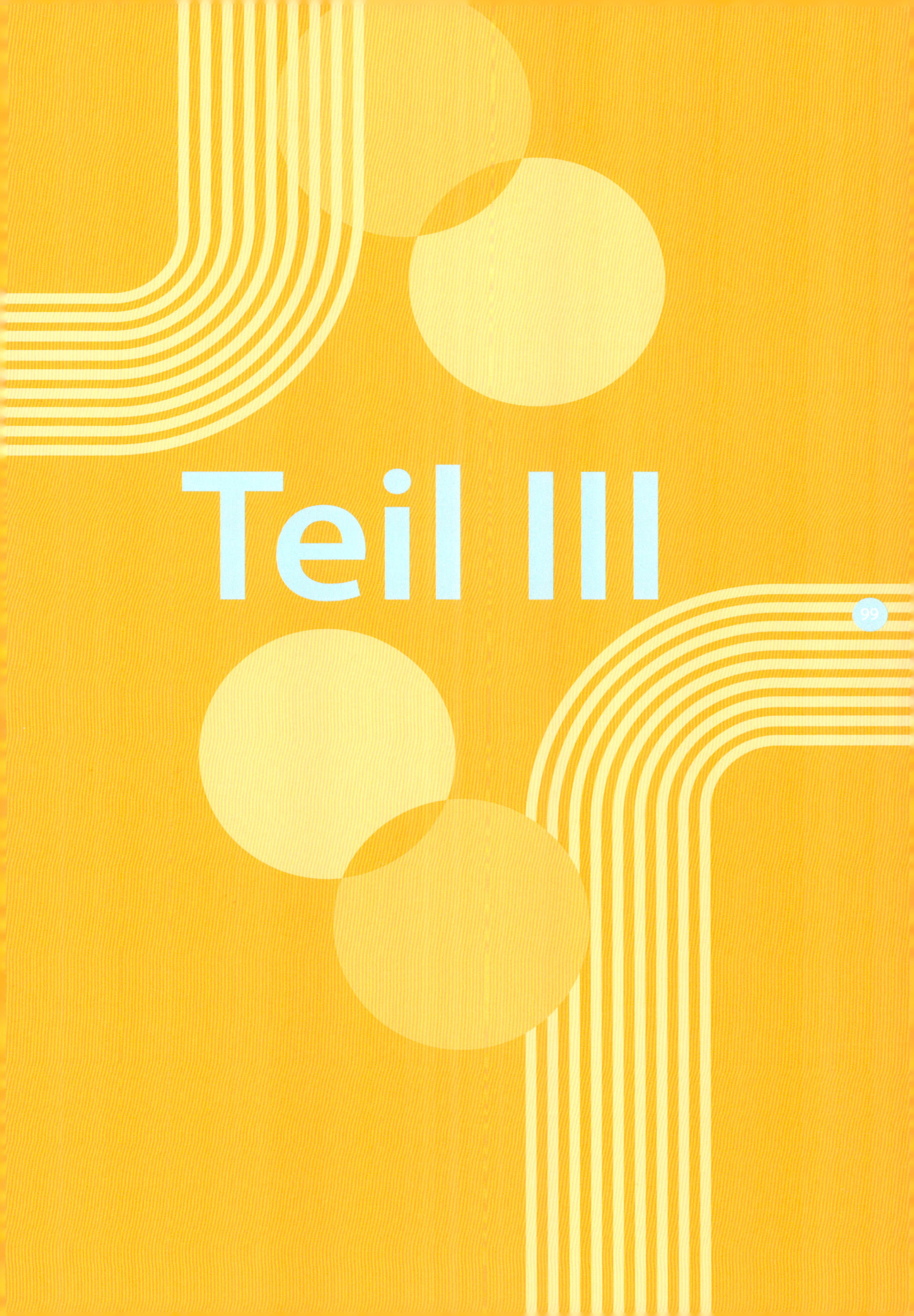

Teil III

Intuition, Bauchgefühl, Herzgefühl und Visionen

Wenn uns unser Bauchgefühl sowie unsere Intuition und unser Verstand signalisieren „Ja, das ist es!", dann können wir uns in der Regel auf dieses „Gefühl" verlassen. Jedenfalls ist das bisher meine Erfahrung. Albert Einstein soll gesagt haben: Die Intuition ist ein göttliches Geschenk, der denkende Verstand ein treuer Diener. Eine Umfrage des Magazins ZeitWissen (2017) sagt uns, dass jeder zweite Mann sich bei Entscheidungen eher auf den Verstand verlässt. Frauen bevorzugen eher ihre Intuition (57 Prozent). Steht eine wichtige Entscheidung an, tun wir gut daran, beide Systeme zu überprüfen. Wenn beide Systeme „grünes Licht geben", können wir losfahren! Kommen Kopf und Bauch und Herz nicht auf einen Nenner, dann ist Vorsicht geboten. Am besten in Klausur (Abgeschlossenheit) gehen und alles in Ruhe durchdenken und durchfühlen. Ein ungutes Gefühl im Bauch hat auch häufig seine Berechtigung. Ein Herausfinden, warum das so ist, kann mühselig sein. Sich intensiv mit einer anstehenden Entscheidung zu beschäftigen und dann noch eine Nacht darüber zu schlafen, scheint sinnvoll zu sein (siehe Seite 70 nächtliche Eingebungen). Gefühle und unser Unterbewusstsein beeinflussen uns im Lebensalltag stärker, als wir wahrnehmen. Oft wissen wir nicht genau, warum wir uns so und nicht anders entscheiden. Unser Verstand ist fehleranfällig, insbesondere, wenn wir übermüdet sind, deshalb braucht er einen unbewussten Berater, der mehr das Gesamte im Blickfeld hat.

Im allgemeinen Sprachgebrauch werden das Bauchgefühl und die Intuition gleichgesetzt. Beide werden von unserem Unterbewusstsein angeregt. Jedoch haben beide ein unterschiedliches Informationssystem. Das Bauchgefühl erhält seine Informationen von unserem „zweiten Gehirn", welches sich im Bauchraum befindet. In unserem Bauch verbirgt sich eine Schaltzentrale: ein Nervensystem, das aufgebaut ist wie das Gehirn in unserem Kopf. Das Bauchgehirn besteht aus etwa 100 bis 200 Millionen Nervenzellen. Deshalb beeinflusst unser Bauchgehirn auch unser Wohlbefinden. Die Kommunikation zwischen den Gehirnen geschieht über die sogenannte Darm-Hirn-Achse. Laut wissenschaftlichen Erforschungen arbeitet das Bauchgefühl mit Erfahrungen und Informationen, die unser Gehirn bereits verarbeitet hat und deshalb kennt. Sie wurden im emotionalen Speicher unseres Gehirns (limbisches System) abgespeichert.

Bei einer anstehenden Entscheidung sucht unser Gehirn nach ähnlichen Situationen und überprüft nun die entsprechende Empfindung dazu. Bei dieser Überprüfung können nun Erfahrungen auftauchen, die positiv, aber auch negativ sein können. Beim Auftauchen von ehemals positiven Erfahrungen werden wir uns gut fühlen und kein Unwohlsein verspüren. Anders verläuft es jedoch, wenn wir an Situationen erinnert werden, die negativ verlaufen sind, hier wird uns dann eine Gefahr signalisiert. Solche Reaktionen sind instinktive Verhaltensweisen, die sich auf das beziehen, was unser Körper schon kennt. In diesem Kommunikationsgeschehen behält aber der Kopf letztendlich die Entscheidungskompetenz.

Die Intuition betrachtet Informationen, die schon beim Herzen angekommen sind, bevor sie das Gehirn erreicht haben. Einige Leser werden nun denken, was denn, gibt es neben dem „Bauch-Gehirn" nun auch noch ein „Herz-Gehirn"? In vielen Traditionen wird das Herz als der Sitz der Emotionen betrachtet. Antoine de Saint-Exupéry lässt den kleinen Prinzen sagen: „Man sieht nur mit dem Herzen gut." Der Volksmund kennt und erzählt Geschichten von gebrochenen Herzen (Broken-Heart-Syndrom). Überwältigende Gefühle (negative/positive) können sich auf unsere Herzfunktion bzw. auf die Pumpleistung unseres Herzens negativ auswirken. Unser Herz kann vor lauter Kummer und Leid erkranken. Erst in den 90er-Jahren fanden Wissenschaftler heraus, dass unser Herz ein selbstständig operierendes System von Nervenzellen (40.000) hat. Neuere Untersuchungen im HeartMath Institut in den USA konnten bei zahlreichen Probanden belegen, dass das Herzgehirn Informationen empfängt, bevor sie in unserem bewussten Verstand (im Großhirn) registriert werden.

Dieser Vorgang benötigt nur Bruchteile von Sekunden, von daher ist er schon abgeschlossen, noch bevor er im Bewusstsein ankommt. Die Intuition greift also neben Erfahrungen auch neue Informationen auf. Wir können gespannt sein, was die Forscher noch entdecken.

Das Bauchgefühl bezieht sich auf bereits erlebte Erfahrungen, das Herzgefühl kann uns dazu noch mit aktuellen Informationen versorgen. Es liegt nun an uns, das vorhandene Potenzial (Verstand, Bauchgehirn und Herzgehirn) bei wichtigen ausstehenden Entscheidungsprozessen zu „befragen". Unsere Intuition mehr in Entscheidungsprozessen einzusetzen, lässt sich wie vieles trainieren. Je älter ich werde, desto mehr berücksichtige ich mein Bauchgefühl und meine Intuition und freue mich, wenn mein Verstand hinterherkommt.

Selbstreflexion

Nutzt du in deinen Entscheidungsprozessen dein Bauchgefühl und deine Intuition?

Darüber hinaus ist es sinnvoll, eine Vision (Vorstellung) für dein zukünftiges Leben zu entwickeln. Diese lässt sich nicht so einfach herleiten wie aktuelle Tagesziele, weil sie umfassender ist und tiefer sitzt. Sie lässt sich nur in deinem Inneren erkunden und eine tief liegende Leidenschaft aufkommen. Sich von Zeit zu Zeit zu fragen, „was hast du bisher in deinem Leben erreicht und was möchtest du noch erreichen?“, ist sehr sinnvoll. **Schreibe dir deine Vision in großen Buchstaben auf und hefte sie dir an die Wand!** Verfasse deine Vision mit eingängigen, gut verständlichen Worten, die Emotionen in dir erwecken und sinnstiftend sind. Gut wäre es, wenn du durch deine Vision in der Realisierung einen hilfreichen Beitrag für andere Menschen leisten kannst, denn dadurch stellt sich häufig eine tiefe innere Zufriedenheit ein. Wenn du bei deinen Aktivitäten auf dem Weg zu deiner Vision große Begeisterung und Freude empfindest, dann kannst du dir ziemlich sicher sein, es ist dein Weg!

Digital Detox und Hobbys

Wie bei vielen alltäglichen Handlungen kann unser Griff zum Smartphone Dimensionen erreichen, die deutlich ein Zuviel sind. Wenn ich (im Beiheft der Apotheken-Umschau 02/20) lese, dass der durchschnittliche Nutzer bis zu 80-mal am Tag sein Smartphone entsperrt, dann erscheint mir dieses Handeln als zu viel. Vor allem Plattformen und Apps, bei denen wir durch Likes belohnt werden, sowie Rekorde zu erringen bei Spielen können zu einem Suchtverhalten führen.

Und obwohl wir alle mehr oder weniger wissen, dass Instagram & Co. die Realität verzerren, entkommen wir der medialen Flut kaum. Wenn wir uns im Konsumieren von medialen Informationen selber keine Grenzen setzen, dann besteht die Gefahr von gesundheitlichen Störungen. Da bietet sich doch ein „digitales Entgiften" an, um eine neugewonnene Freiheit für andere lebenswerte Dinge und Handlungen zu nutzen. – Oder?

Dass es nicht leicht ist, dem Smartphone, Tablet und Co. mehr Auszeiten zu geben, sie unbeachtet liegen zu lassen, ist gut nachvollziehbar, insbesondere, wenn uns Gewohnheiten schon länger fest im Griff haben. Jedoch wissen wir durch die Erkenntnisse der Neuropsychologen, dass unser Gehirn bis ins hohe Alter durch seine Neuroplastizität formbar ist. **Neuroplastizität bedeutet, wir können uns zu jeder Zeit verändern – warum machen wir es nicht?**

So praktisch es ist, das Internet immerzu für sich zu aktivieren, durch eine ständige Präsenz und die dauernde Verfügbarkeit entsteht zwangsläufig ein Dauerstress (Cortisol lässt grüßen). Folgen können Konzentrationsstörungen, Schlafstörungen sowie eine soziale Isolation sein. Allein schon, wenn wir unser Smartphone in direkter Nähe haben, es jedoch nicht benutzen, hat diese Situation für unser Gehirn einen störenden Einfluss. So jedenfalls haben es neuere Untersuchungen nachgewiesen. Wenn wir unser Handy unmittelbar neben unserem Bett liegen lassen, hat dieser Zustand einen schlafstörenden und damit krankmachenden Einfluss auf unsere Gesundheit.

Mediziner warnen inzwischen, dass durch den häufigen Blick auf das Display unsere Nackenmuskeln und Gelenke leiden. Durch das Beugen des Kopfes steigt die Zugwirkung auf unsere Halswirbelsäule erheblich. Auch die Dauerbenutzung unseres Daumens führt mit der Zeit zu Gelenkentzündungen und zu einer Arthrose.

Selbstreflexion

Was hältst du von einem gezielten Smartphone-Fasten?

Um krank machenden Begleiterscheinungen, die durch eine ständige Benutzung unseres Smartphones entstehen können, etwas entgegenzusetzen, wäre es wichtig, sich selber Auszeiten zu geben. Diese Auszeiten sollten täglich zu festgelegten Zeiten durchgeführt werden. Zugleich könnten sich diese Auszeiten erfolgreich im Kampf gegen den Zwang des dauernden Smartphones-Benutzens erweisen. Push-Nachrichten stören uns häufig in unserem momentanen Tun und dadurch erhöhen sie unseren aktuellen Stresslevel. Sie gänzlich abzuschalten oder sie auf lautlos zu stellen, wäre am besten. Gelassen auf Nachrichten zu reagieren und nicht das Gefühl aufkommen zu lassen, „ich muss sofort antworten", dient ebenso einer Entschleunigung.

ZUSAMMENFASSUNG:

Im alltäglichen Umgang mit unserem Handy wären folgende Maßnahmen hilfreich, um ein digitales Entgiften konsequent durchzuführen:

- Gelassen bleiben bei aktuellen Nachrichten (außer in Notsituationen), erst antworten, wenn du genügend Zeit dafür hast.
- Weckfunktionen durch einen analogen Wecker durchführen lassen. Zeitangaben durch eine normale Uhr wahrnehmen. Licht durch eine Taschenlampe erzeugen.
- Das Schlafzimmer und andere Orte (z. B. Esstisch) zu Smartphone-freien Zonen erklären.
- Push-Nachrichten lautlos schalten oder – besser noch – ganz ausschalten.
- Smartphone-freie Zeiten festlegen.

Alle aufgeführten Maßnahmen tragen dazu bei, unseren täglichen Stresslevel zu zügeln. Und die neugewonnene Freiheit durch ein konsequentes digitales Entgiften, lässt uns genügend Zeit für unsere Wohlfühlhormone spendenden Hobbys!

Zum Thema Hobbys lautet meine Kernaussage: **Wenn du ein Hobby hast, welches dich deine anstrengende pflegerische Arbeit völlig vergessen lässt, dann scheint es ein gutes Hobby zu sein**. Dann fördert dein Hobby auch deine Lebensfreude. Sobald du etwas besonders gerne machst und dabei ganz in dieser Tätigkeit versunken bist, kannst du in den sog. Flow (Durchströmung) kommen. Durch das Zusammenspiel von verschieden Hirnregionen kommst du in diesen entspannten und gleichzeitig konzentrierten Bewusstseinszustand. In diesem Versunken-Sein vergisst du vorübergehend Zeit und Raum. Es entsteht ein ähnlicher Zustand wie er bei der Durchführung von einer Achtsamkeitsübung her bekannt ist. Freizeitbeschäftigungen können so zu einer Oase der Entspannung werden und uns helfen, Negativstress einzudämmen.

Während wir uns intensiv einem Hobby zuwenden, regen wir unser Gehirn an, die Wohlfühlhormone Serotonin und Dopamin auszuscheiden. Diese beiden gehören zu den Neurotransmittern, den Botenstoffen, die an chemischen Synapsen (Kontaktstrukturen) die Erregung von einer Nervenzelle auf andere Zellen übertragen.

Des Weiteren senken die beiden Botenmoleküle (Serotonin und Dopamin) die Produktion des Cortisols und wir fühlen uns wohler. Einen guten geistigen Abstand von der Arbeitswelt kannst du durch eine Beschäftigung gewinnen, die sich weitgehend von deinem Berufsalltag unterscheidet. Wichtig ist dabei auch, dass du das Gefühl hast, nichts tun zu müssen.

Hobbys gibt es sehr viele und sehr verschiedenartige. Die nachfolgenden Beispiele sind aus dem stark anregenden Bereich, sie können einen gewissen Kick bringen, jedoch auch ein Risiko in sich tragen. Gemeinsam ist allen, dass sie uns den Alltagsstress vergessen lassen. Ein Beispiel ist das Downhill-Mountainbike-Fahren. Hierbei wird eine abgesperrte, ausschließlich bergab führende Strecke befahren. Diese Wegstrecke führt über ein unebenes Gelände und soll so schnell wie möglich bewältigt werden. Das Motorradfahren ist eine ähnliche Leidenschaft, getreu dem Motto „Der Weg ist das Erlebnis". Weitere Hobbys mit Kick-Garantie sind das Bungee-Jumping, das Springen von Brücken oder Türmen. Der Springer hängt an einem starken Gummiseil, das ihn kurz vor dem Boden oder der Wasseroberfläche federnd auffängt. Ähnlich ist das Base-Jumping, bei dem mit einem Fallschirm von sehr hohen Gebäuden oder Felsen gesprungen wird. Das Bouldern erfreut auch viele Menschen. Bouldern ist das Klettern ohne Kletterseil und Klettergurt an Felsblöcken, Felswänden oder an künstlichen Kletterwänden in Absprunghöhe. Kitesurfen, auch Kiteboarden, ist ein Wassersport, der aus dem Kitesailing entstanden ist. Beim Kitesurfen steht der Sportler auf einem Board, das Ähnlichkeit mit einem kleinen Surfbrett oder Wakeboard aufweist. Er wird dabei von einem Lenkdrachen gezogen. Slacken ist eine Trendsportart, bei der man auf einem Kunstfaserband oder Gurtband balanciert, das zwischen zwei Befestigungspunkten gespannt ist. Dieses Band wird Slackline genannt.

Je trainierter, geschickter und routinierter man bei den jeweiligen Aktivitäten ist, desto besser gelingt das Tun und die nachfolgende Freisetzung des Belohnungshormons Endorphin lässt nicht lange auf sich warten!

Die nun folgenden Beispiele gehören zu den entspannenden Hobbys: Ein Buch lesen an deinem Lieblingsplatz, in die Gedankenwelt des Autors einsteigen, dich zu Neuem inspirieren lassen, deinen Alltag für eine gewisse Zeit zu vergessen, das alles kannst du beim Lesen erfahren. Das Zitat „Lesen ist Denken mit fremdem Gehirn" von Jorge Luis Borges finde ich sehr treffend. Wie das Lesen kann auch das Schreiben dein Herz öffnen und deine bisherige Sicht auf Bekanntes verändern und somit Neues entstehen lassen. Beim Schreiben strukturierst du deine Gedanken und setzt dich mit deinen Gefühlen auseinander. Dadurch schaffst du dir die Möglichkeit, eine Entdeckungsreise zu dir selber zu unternehmen. Wohin die Reise geht, ist zwar ungewiss, jedoch besteht die große Chance, deinen Neigungen und Träumen ein wenig näher zu kommen. Dass Schreiben etwas Heilsames in uns bewirken kann, haben der Psychologieprofessor James Pennebaker und seine Kollegin Sandra K. Bell schon 1986 entdeckt. Durch die Methode des expressiven (ausdrucksstarken) Schreibens können emotionale Belastungen und Traumata besser bewältigt werden. Der Vorgang, über etwas zu schreiben, was einen belastet und bedrückt, um es besser innerlich verarbeiten zu können, mündet in dem Ausdruck „**Sich etwas von der Seele schreiben**". Wenn du Unterstützung und Inspirationen fürs Schreiben suchst, dann besteht u. a. die Möglichkeit, in einer der über 2000 „Schreibwerkstätten", die es in den Volkshochschulen gibt, Hilfe zu finden.

Weitere entspannende Hobbys sind: Angeln, Malen, Basteln oder Töpfern/Modellieren sowie Häkeln oder Stricken. Die Hobby-Klassiker „Briefmarkensammeln" und die „Modelleisenbahn" finden in unserer Pandemiezeit erneute Aufmerksamkeit. All diese Tätigkeiten fördern die Erholung nach Stresssituationen. Des Weiteren können sie uns helfen, zukünftige Stresssituationen nicht mehr als ein Problem zu sehen, sondern eher als eine Herausforderung.

Vogelbeobachtung (Ornithologie) bzw. Tierbeobachtung und die Beschäftigung mit Tieren ermöglichen uns einen achtsameren Blick für unsere direkte Umgebung. Wie ich schon im Teil I (Thema: Beziehungen) berichtet habe, zeigten Untersuchungen, dass Menschen, die einen Hund oder Katze halten, weniger Stresssymptome aufweisen.

Den eigenen Garten zu gestalten hat einen besonderen Reiz, weil man dadurch der Natur (Erde, Pflanzen) wesentlich näher kommt. Der Aufenthalt und die Aktivität im eigenen Garten oder Schrebergarten sind vorzüglich geeignet, um die Heilkraft der Natur zu aktivieren. Das viele Grün und die Farbenpracht lassen uns entspannter und glücklicher werden. Auch hier kannst du wie beim Waldbaden deine Entdeckersinne zur Geltung kommen lassen. Die verschiedenen Gerüche der Pflanzen und Blumen regen deinen Geruchsinn intensiv an. Manche Düfte wirst du schon von Kindheit an kennen. Vom Gärtnern (körperlich arbeiten) in der freien Natur profitiert nicht nur unsere Seele, sondern auch unser Herz durch die mäßige Anregung des Blutkreislaufes. Des Weiteren sorgen die nun freigesetzten Glückshormone (Serotonin und Dopamin) für eine gute Stimmung und führen damit zu einem Stressabbau.

Kochen als Hobby stärkt unsere Genussfähigkeit und wer lernt zu genießen, der befindet sich häufiger im jeweiligen Zeitgeschehen. Dadurch kann er besser Beruf und Freizeit gedanklich voneinander trennen.

Ein Hobby möchte ich nun etwas näher erörtern, nämlich alles, was mit Musik zu tun hat. Musik zu hören oder auch selber zu machen hat einen sehr positiven Einfluss auf unsere Emotionen. Ebenso löst das Singen, z. B. allein unter der Dusche oder das Mitsingen in einer Chorgemeinschaft, viel Freude aus. Auch das Tanzen, ob alleine nach dem Rhythmus eines Lieblingssongs oder beim Paartanz sowie in einer Tanzgemeinschaft, kann die Lebensfreude erheblich steigern und deinen Kreislauf anregen.

Dass das Medium Musik ein hervorragendes Mittel ist, um sich vom negativem Stress zu erholen, wird in dem Buch Good Vibrations von Prof. Stefan Kölsch wissenschaftlich und gut verständlich dokumentiert. Nachfolgend führe ich einige Aussagen aus dem Buch modifiziert auf. Ebenso lasse ich meine eigenen langjährigen Erfahrungen, die ich mit dem regelmäßigen Hören von Musik und dem Tanzen erprobt habe, mit einfließen.

Um deine Stimmung (negative Emotionen) aufzuhellen, kannst du dir Musik aussuchen, die nicht zu der Stimmung, in der du dich gerade befindest passt, sondern zu der Stimmung, in die du kommen möchtest. Wenn du fröhlicher werden möchtest, dann ist fröhlich klingende Musik angesagt. Wenn du mutiger werden willst, dann ist kraftvoll klingende Musik hilfreich. Hast du das Bedürfnis, dich zu entspannen, dann hilft dir spezielle Entspannungsmusik.

Wenn du ab und zu unter einer negativen Stimmung leidest, dann wäre es sinnvoll, dir in Situationen, in denen es dir gut geht, prophylaktisch Musikstücke zurechtzulegen, die du dann in Zeiten negativer Stimmung zur Hand hast. Wenn du deine positiv stimmenden Musikstücke gefunden hast, dann nutzen dir diese Musikstücke auch beim nächsten Mal, um dich wohler zu fühlen. Denn dadurch verbindet dein Gehirn die Musik mit einer erfolgreichen Emotionsregulation.

Manche Menschen, die sich in einer eher traurigen Stimmung befinden, hören zuerst die zu der momentanen Stimmung passende Musik, das heißt, Musik die melancholisch ist, um dann schrittweise immer mehr aufmunternde Musik zu hören. Das Ziel ist es, am Ende zu der Stimmung zu gelangen, die man erreichen möchte.

Wenn dir auffällt, dass deine Stimmung negativ ist und du darunter leidest, dann wäre es sicherlich hilfreich, ermutigende und positiv klingende Musik zu hören. Diesen wichtigen ersten Schritt zu unternehmen, beeinflusst bereits deine momentane Stimmung.

Der zweite Schritt ist, deine Aufmerksamkeit ganz auf die Musik zu richten, die du hören möchtest. Da du nicht zwei Gedanken gleichzeitig denken kannst, ist deine Ausrichtung der Aufmerksamkeit auf deine Lieblingsmusik besonders hilfreich, um deine negativen Gedanken und Emotionen in positivere Empfindungswelten zu lenken.

Das Hören deiner favorisierten Musik und das Erinnern an die dabei aufkommenden guten Gefühle helfen dir, aus dem Kreislauf der unguten Gefühle herauszukommen. Neben der positiven Wirkung auf deine Emotionen kann dir das Musikhören auch dazu dienen, deine nachfolgenden Gedanken positiver zu gestalten. Grundsätzlich gilt, je mehr Zeit du mit positiven Gedanken verbringst, desto weniger Zeit bleibt dir für negative Gedanken.

Mit Musik können wir auch gemeinsam mit anderen Menschen in die gleiche Stimmung kommen, also gemeinsam emotional mitschwingen. Beim gemeinsamen Singen und Tanzen werden in der Regel die Unterschiede zwischen uns Menschen aufgehoben. Wir sind dann alle in unserem Menschsein miteinander verbunden. In der Gemeinschaft zu singen (z. B. bei Mitsingabenden) löst positive Emotionen und heilsame Effekte in uns aus. Denn Emotionen werden besonders überwältigend empfunden, wenn wir sie gemeinsam mit anderen erleben, zum Beispiel beim Besuch eines Rockkonzertes, eines Symphoniekonzertes oder bei der Teilnahme an einem Open-Air-Konzert.

Auch kennen wir alle mehr oder weniger das schöne Gefühl, wenn wir Musikstücke hören, die uns an frühere positiv erlebte Zeiten erinnern. Deshalb kann es guttun, sich diese „Oldies" ab und zu anzuhören und idealerweise laut mitzusingen und dabei zu tanzen.

Bei einer vorhandenen Krankheit können wir Musik hören, um unsere Selbstheilungskräfte anzukurbeln. In Krankheitsphasen die Lieblingsmusik zu hören, die wir im gesunden Zustand bevorzugt haben, kann uns beim Gesundwerden unterstützen. Insbesondere dann, wenn wir uns intensiv an die Zeit erinnern, in der wir gesund waren.

Zum Ende des Abschnittes Musik möchte ich Prof. Kölsch aus seinem Buch Good Vibrations, zitieren. Unter der Überschrift Tanz der Hormone im Takt der Musik ist zu lesen: „Musik kann sowohl bei Gesunden als auch bei Patienten mit psychischen oder körperlichen Problemen außer Änderungen von Botenstoffe im Gehirn auch vegetative, hormonelle und Änderungen innerhalb des Immunsystems hervorrufen. Solche Änderungen sind die biologische Basis der heilsamen Effekte von Musik."

„Jedes Mal, wenn wir lachen oder uns freuen, entsteht ein biochemisches Feuerwerk, das unserer Gesundheit förderlich ist. Musik kann positive Emotionen hervorrufen, unsere Stimmungen positiv beeinflussen, uns helfen zu entspannen und mit Stress umzugehen – und so unsere Heilkräfte unterstützen."

Selbstreflexion

Welches Hobby oder welche Lieblingsbeschäftigung hast du?

Religiosität und Metaphysik

Ein Artikel in der Zeit Online (10/2017) mit dem Titel „Wer glaubt, wird selig", sagt uns, dass Menschen, die religiös sind, eher zufriedener leben als andere, die ohne religiöse Bindung leben.

In der Zeitschrift Publik Forum schreibt der Soziologieprofessor Hartmut Rosa, den ich auch in Kapitel I zitiere, im Dezember 2017: „Resonanz ist eine Beziehung mit vier Elementen: Etwas berührt mich. Ich antworte darauf, erreiche also die andere Seite, werde dadurch verwandelt. Zur Resonanz gehört aber auch die Unverfügbarkeit der anderen Seite – dass ich nicht weiß, was dabei herauskommt. Und da kommt die Metaphysik ins Spiel: Resonanzbeziehungen haben immer ein Moment des Geschenktwerdens. Ich kann mich öffnen, aber ich kann es nicht machen, nicht erzwingen. Genau das beschreibt auch der alte christliche Begriff der Gnade."

(Unter Gnade versteht der christliche Mensch ein Beziehungsgeschehen zwischen ihm und Gott.)

Auf die Frage „Ist Religion Resonanz?" antwortet Rosa: „Religionen leben von der Idee, von dem Versprechen und auch von der praktischen Erfahrbarkeit einer Resonanzachse in vertikaler Hinsicht: dass am Grund meiner Existenz ein Antwortgeschehen ist. Nicht das schweigende oder feindliche Universum, sondern ein Grundverhältnis des Eingespanntseins in die Welt, des Hörens und Antwortens. Wenn man die Bibel daraufhin auslotet, findet man durch alle Bücher und Psalmen hindurch immer dieses Rufen, Schreien und Flehen nach diesem Anderen. Und auch die Erfahrung: Da ist einer, der dich bei deinem Namen ruft. Der dich sieht und Wege findet, die so ein Wechselverhältnis zu dir eröffnen."

Im weiteren Verlauf dieses Interviews sagt er in Bezug auf die Praxis des Betens: *„Vor allem das Beten – das sage ich als Soziologe und nicht als Theologe – ist eine faszinierende Praxis. Weil sie diese Achse fast leiblich erfahrbar macht: Der Betende geht ganz nach innen, richtet sich aber gleichzeitig an ein Außen."*

Sich über das Thema „Beten" persönlich mitzuteilen, ist nicht so einfach. Jedoch möchte ich hier an dieser Stelle ein paar Grundgedanken dazu äußern, um Mut zu machen, durch Beten Lebenshilfe zu erfahren. Beten lernt man nur durchs Tun. Durch Erfahrungen mit dem Sprechen zu Gott, mit und ohne Worte, mit der innenwohnenden Sehnsucht nach Geborgenheit, nach Resonanz. Beten kann man zu jeder Zeit, ich brauche keine Sprechstundenzeiten zu beachten. Ich brauche auch keinerlei Vorleistung zu erbringen.

Einfach nur das, was mir auf dem Herzen liegt, Gott kundtun, das genügt. Gebet ist ein wunderbares Geschenk, das Gott allen Menschen immer wieder anbietet. Auch das schweigende Verweilen in der Gegenwart des immer Gegenwärtigen kann Gebet sein. Still zu werden und zu spüren, ich bin geborgen und geliebt, ich bin nicht allein.

Der Mystiker Meister Eckhart (*1260, †1327) hat gesagt: ***„Wäre das Wort Danke das einzige Gebet, das du je sprichst, so würde es genügen."***

Für gläubige Menschen kann Religiosität und Spiritualität eine gute Ressource für den Umgang mit belastenden Lebenssituationen und mit Krankheiten bereitstellen. Durch Glauben und Gottvertrauen kann eine positive Grundstimmung ausgelöst werden, die sich wiederum positiv auf unsere Abwehrmechanismen des Körpers auswirkt.

In einem Interview im Magazin Psychologie Heute von Januar 2019 sagt der Neuropsychiater und Resilienzforscher Boris Cyrulnik: *„Die Zugehörigkeit zu einer Glaubensgemeinschaft stiftet enorme Sicherheit und ist ein wertvoller Resilienzfaktor."*

Des Weiteren sagt er: *„Gemeinsame Erzählungen und der Glaube an die gleiche unsichtbare Welt erzeugen ein Gefühl der Vertrautheit, eine sicherheitsstiftende, stärkende Zugehörigkeit." „Religionen beinhalten zwei zentrale Resilienzfaktoren: Aus individueller Sicht liefert der Glaube Sinndeutungen auch im Leiden – religiöse Menschen haben deshalb eine größere Schmerztoleranz als nicht religiöse. Und zum Zweiten sticht die soziale Unterstützung durch religiöse Gemeinschaft ins Auge, die zahlreiche stabilisierende Effekte nach sich zieht."* Nach den negativen Auswirkungen religiösen Glaubens gefragt, antwortet Boris Cyrulnik: *„Aus religionspyschologischer Sicht kann der Glaube sowohl nutzen als auch schaden. Wenn Glaube blind macht und die Empathie dadurch ausgeschaltet ist, kann ein religiöser Fanatiker im Namen seines allein seligmachenden Gottes Ungläubige töten."*

„Wenn der Gläubige offen ist und Zweifel zulässt, wird er von seiner Überzeugung profitieren, dann schützt und stabilisiert ihn sein Glaube. – Dafür ist der interreligiöse Dialog wichtig."

Anmerkung: Für mich gilt auch der Ausspruch: „Ohne meine Zweifel glaube ich gar nichts". Dass die Religion für uns Menschen da ist und nicht umgekehrt (der Mensch für die Religion) ist mir zu einem lieb gewordenen Leitsatz geworden Jede Religion sollte eine Quelle und Hilfestellung darstellen, um ein Leben in Frieden für alle Menschen zu realisieren. So wie das Bedürfnis zu beten ein wunderbares Geschenk Gottes ist, so ist auch der Glaube ein Geschenk Gottes an uns Menschen. Ein Geschenk kann ich annehmen oder ablehnen, diese Freiheit habe ich. Zum Glauben gezwungen werde ich nicht. Ich kann individuell auf das Angebot antworten, zu meiner Zeit und auf meiner Weise.

Das Helfersyndrom

Das sogenannte Helfersyndrom basiert auf einem übertriebenen Bedürfnis, anderen zu helfen und dabei seine eigenen Bedürfnisse zu vernachlässigen. Ein Helfersyndrom kann sich grundsätzlich in allen Bevölkerungsschichten und in vielen Berufen manifestieren. Im Besonderen tritt es in sozialen Berufen auf, wobei es sich nicht im Kern um eine Berufskrankheit handelt.

Es sind vielmehr die Verhaltensweisen der Menschen, die sich einen sozialen Beruf ausgesucht haben. Wahrscheinlich entsteht schon in der frühen Kindheit bei den Betroffenen das Gefühl, nur dann ein „guter" Mensch zu sein, wenn sie sich für andere aufopfern. Dass dieses Verhalten mit der Zeit zu einer Überforderung führt, ist voraussehbar.

An und für sich ist es positiv, die Bedürfnisse und eventuellen Notlagen anderer Menschen zu erkennen. Es zeugt von vorhandener Empathie. Jedoch kann sich eine übertriebene Hilfs- und Aufopferungsbereitschaft gegen einen selbst richten. Persönliche Bedürfnisse werden kaum noch wahrgenommen. Das Gefühl, unbedingt gebraucht zu werden, kann dazu dienen, eigene psychische oder soziale Probleme zu verstecken (zu larvieren). Das kann so weit gehen, dass der Mensch mit einem Helfersyndrom nicht mehr danach fragt, ist meine Hilfe überhaupt erwünscht und sinnvoll?

Auch hier gilt es wie bei vielen Dingen, die eigentlich positiv sind, ein gesundes Mittelmaß zu finden, eine Balance zu finden zwischen meinem Bedürfnis zu helfen und der Beachtung meiner eigenen Bedürfnisse (Gesunderhaltung).

Die nachfolgenden Aussagen habe ich aus jobs-intensivpflege.de (10. 2019) modifiziert übernommen: Wenn du in einem Pflegeberuf tätig bist, dann gehört Mitgefühl und Empathie zum Ausüben deines Berufes dazu. Der Wunsch, helfen zu wollen, ist ein wichtiger Beweggrund, damit du in deinem Beruf zufriedenstellend arbeiten kannst.

In deiner anspruchsvollen Tätigkeit verbringst du einen Großteil deiner Zeit mit den dir Anvertrauten. Dies ist auch eine notwendige Grundlage für eine gute, ganzheitliche Pflege.

Was passiert jedoch, wenn dein Bedürfnis zu helfen krankhaft wird? Wenn du dich immer wieder aufopferst, um deine Mitmenschen (Pflegebedürftigen) zufriedenzustellen? Wenn du nicht „Nein" sagen kannst, dich nur wertvoll empfindest durch das Ausüben deiner Hilfeleistungen? Wenn du eine Art des Helfen-Müssens verspürst, kann das auf ein Helfersyndrom hindeuten. **Untersuchungen dokumentieren, dass viele die Gefahr eines Helfersyndroms unterschätzen**. Die betroffenen Pflegekräfte ahnen gar nicht, wie ihre gute und notwendige Hilfsbereitschaft zu einer Krankheit werden kann und sie regelrecht ausgenutzt werden.

Wenn du anderen Menschen Gutes tun möchtest, dann solltest du nicht vergessen, dir selber auch Gutes zu tun. Frag dich gelegentlich: „Wo bleiben meine persönlichen Bedürfnisse?" Du trägst letztendlich die Verantwortung für dich selbst. Wenn du das Gefühl hast, nur durch eine Bestätigung von außen ein wertvoller Mensch zu sein, dann solltest du gegen dieses Gefühl angehen. Auch ohne eine von außen kommende Anerkennung bist du ein wertvoller Mensch.

Gut ist es, wenn du lernst Grenzen zu setzen. Denn wenn du in einem Strudel voller Verpflichtungen gefangen bist, übernimmt dieser schnell die Kontrolle über dein Leben und reißt dich mit sich fort. Ein „Nein" macht dich nicht zu einem schlechten Menschen. In deinem Beruf ist Helfen der Kern deines Aufgabengebietes, umso dringender solltest du jedoch die Grenzen von professioneller und darüber hinausgehender persönlicher Hilfe setzen.

Die Gründe für ein Helfersyndrom können sehr vielseitig sein, meistens sind sie jedoch psychologisch bedingt. Betroffene wollen sich stets unter den Beweis stellen, dass sie unabkömmliche Helfer sind. Sich vollkommen mit seiner Berufsrolle zu identifizieren, ohne auch nur im Geringsten an sich selber zu denken, weist auf ein Helfersyndrom hin.

Betroffene versuchen durch ihre absolute Hilfsbereitschaft immer mehr Wertschätzung von außen zu erlangen. Psychologen vermuten, hinter dem Helfersyndrom steckt u. a. ein geringes Selbstbewusstsein und Selbstwertgefühl.

Wir können festhalten: Nicht der Beruf bedingt das Helfersyndrom, sondern die Veranlagung des Menschen.

Time-out statt Burn-out

Aktuelle Schätzungen gehen davon aus, dass bis zu 75 % aller Arztbesuche ursächlich auf Stress und Überbelastung zurückzuführen sind. Laut einer Stressstudie der Techniker Krankenkasse (von 2016) fühlen sich fast zwei Drittel der Deutschen manchmal oder häufig gestresst. Die Studie hat gezeigt, dass für die meisten Menschen Stressfaktor Nummer eins der Beruf oder die Ausbildung ist.

Eine Studie der pronova BKK (von 2018) ergibt, dass 87 Prozent der Menschen in Deutschland sich gestresst fühlen und sogar jeder Zweite glaubt, von einem Burn-out-Syndrom bedroht zu sein. Von daher kann man sagen, das Empfinden für krankmachenden Stress nimmt zu.

Sich rechtzeitig eine Auszeit zu nehmen, anstatt unter dem Syndrom (viele Symptome) des Ausgebranntseins zu leiden, ist sicherlich ein erstrebenswertes Ziel.

Sich eine Auszeit zu gönnen, wenn einem alles zu viel wird – ist das nicht die natürlichste Sache der Welt? Müssen sich erst deutliche Erschöpfungsanzeichen entwickeln, damit einem klar wird, dass es so nicht weitergehen kann? Wenn der Energie-Akku nicht mehr aufgeladen wird, weil Chancen der Entspannung und Regeneration gar nicht mehr wahrgenommen werden, ist es höchste Zeit, die Stress-Bremse zu ziehen und dem Burn-out / dem Ausbrennen gezielt entgegenzusteuern.

Das Ausgebranntsein zeigt sich inzwischen bei fast allen Bevölkerungsgruppen, nicht nur bei Managern oder Menschen in sozialen Berufen. Es kommt ebenso bei Müttern, bei Hausfrauen, Schülern, Studenten, Arbeitslosen und Rentnern vor. Menschen, die einen ausgeprägten Hang zum Perfektionismus haben, das Helfersyndrom aufweisen oder auch übertriebene Selbstoptimierung praktizieren, sind besonders gefährdet.

Unter Perfektionismus versteht man allgemein ein übertriebenes Streben, alles bis ins Kleinste hinein richtig zu machen, perfekt zu sein. Dieses Streben bewirkt ähnlich wie die übertriebene Selbstoptimierung, dass wir immer wieder schmerzvoll an unsere Grenzen stoßen. Grenzen sind aber da, um sie wahrzunehmen und damit rechtzeitig eine Überforderung abzuwenden.

Eine latente Gefahr für eine Überforderung durch Selbstoptimierung besteht, wenn sie von einem Gefühl des „Nicht-gut-genug-Seins" ausgeht. Dieser Anspruch wird uns häufig durch soziale Medien vermittelt. Wenn wir stets versuchen, auf Biegen und Brechen das zu erfüllen, was andere oder wir selber von uns erwarten, dann ist ein Scheitern an diesen Ansprüchen vorauszusehen. Es gilt also herauszufinden, was möchte ich liebend gerne in meinem Leben erreichen? Welche Vision trage ich in meinem Innersten? – Und kann ich sie, ohne mich zu verbiegen, erreichen?

Erfolgsorientierte Menschen sind ebenso gefährdet, in einen Burn-out zu gelangen, wenn der Erfolg für eine längere Zeit ausbleibt. Es besteht ein schmaler Grat zwischen Anstrengung und Überforderung. Leistung und Gegenleistung wünschen wir uns im Gleichgewicht. Wenn häufiger nach einer erbrachten Leistung keine Gegenleistung (Erfolg, Anerkennung) erfolgt, dann ist die Frustration sehr groß. Hält diese Situation länger an, ist unter diesen Umständen das körperliche und seelische Ausbrennen vorprogrammiert.

Bei einem offenkundigen Burn-out-Syndrom sind viele verschiedene Symptome vorhanden. Die Beschwerden, die mit einem Burn-out-Erleben einhergehen, können individuell verschieden sein. Allgemein zeigen sich jedoch physische bzw. körperliche Symptome. Dazu gehören Müdigkeit, Erschöpfung, Schlafstörungen (Einschlaf- und Durchschlafstörungen), erhöhte Anfälligkeit für Infekte, Kopf- und Rückenschmerzen, Blutdruckinstabilität, Herzrasen, Bauchschmerzen und Schwindel, Tinnitus (Ohrgeräusche), keine Lust auf Sex, ständiges Unter-Strom-Stehen.

Psychische Symptome sind z. B. Verlust der Fähigkeit zur Freude, Antriebslosigkeit, Reizbarkeit, Unzufriedenheit mit sich selbst und der eigenen Arbeit, Gefühl der inneren Leere. Sinnlosigkeitsgefühle, Verzweiflung, Resignation, Verlust des Selbstvertrauens, Angst und Panikattacken.

Geistige Symptome sind negative Gedanken, ständiges Grübeln, ständige Konzentrationsstörungen, Vergesslichkeit, Verlust der geistigen Kreativität.

Die hier aufgeführten möglichen Anzeichen müssten erheblich erweitert werden, wenn sie den Anspruch auf Vollständigkeit beanspruchen würden. Des Weiteren sind die oben aufgeführten Symptome bei vielen anderen körperlichen und psychischen Erkrankungen auch vorhanden.

Das Burn-out-Syndrom entwickelt sich häufig über einen langen Zeitraum hinweg, indem vereinzelte Störungen, die immer wieder auftreten, nicht ernst genommen werden. Wenn keine Auszeit mehr hilft und der völlige emotionale Erschöpfungszustand mit stark reduzierter Leistungsfähigkeit aufgetreten ist, wird vom Betroffenen erkannt: Ich brauche nun professionelle Hilfe, um mein Leben wieder lebenswert zu gestalten.

Selbstreflexion

Warum sind wir (bist du) in der Regel erst bereit, etwas an unserm (deinem) bisherigen Leben zu ändern, wenn wir (du) an diesem völligen Erschöpfungszustand angelangt sind (bist)?

Wenn du möchtest, dann kannst du im Internet auf einigen Portalen dein persönliches Burn-out-Risiko testen. Gut finde ich den Test unter therapie.de (Therapeutensuche von Pro Psychotherapie e.V. therapie.de), weil man sofort nach dem Abschicken ein Ergebnis erhält.

Ist es zu einem voll ausgeprägten Burn-out (eine tiefe Erschöpfung) gekommen, zwingt der Körper einen zu einer längeren Auszeit. Durch das chronische Stressgeschehen erfolgte eine langandauernde Überstimulation der Nebennierenrinde, in der das Cortisol hergestellt wird. Die dauernde Aktivierung von Cortisol verkehrt sich nun ins Gegenteil, der hohe Cortisol-Spiegel ist extrem nach unten gefallen, weil es organisch zu einer „Nebennierenerschöpfung" gekommen ist. Dass der zu bewältigende Alltagsstress gegenwärtig nicht mehr organisiert werden kann, weil das dazu benötigte Cortisol nicht mehr herstellt wird, ist sehr verständlich. Der Burn-out-Erkrankte ist an seinem absoluten Tiefpunkt angekommen. Er braucht akut Hilfe von außen, um seinen Lebensalltag gestalten zu können.

Diagnostisch lässt sich ein Cortisolmangel durch eine Messung im Blutserum, im Urin sowie im Speichel nachweisen. Zu berücksichtigen ist dabei, dass die Cortisolkonzentration im Blut zu verschiedenen Tageszeiten unterschiedlich stark ist.

Das man „sein Burn-out" als eine Chance für ein grundsätzliches Umdenken in seinem Leben verstehen kann, sagt der Heidelberger Arzt und Psychotherapeut Gunther Schmidt im Magazin GEO Wissen (Nr. 63 / 2019): *„Nicht die Patienten haben versagt, sondern etwas in ihnen hat sich versagt, und zwar aus sehr guten Gründen: um die Gesundheit zu erhalten."* Die Aufforderung „So kannst du nicht weitermachen!" sollte Beachtung finden, um langfristig ein neues seelisches und körperliches Gleichgewicht zu finden.

Im weiteren Verlauf des Interviews sagt Schmidt: *„Burn-out ist kein Versagen – sondern eine Kompetenz."* Schmidt sieht in einem Burn-out eine Chance, sein Leben zu ändern, weil durch das Erleben der tiefen körperlichen und seelischen Erschöpfung die Frage nach dem Sinn des Lebens neu gestellt werden kann.

Bei diesen Äußerungen erkenne ich Parallelen zu den Menschen, die eine Lebenskrise (z. B. eine Trennung, Tod eines nahestehenden Menschen) durchlebt haben und dadurch für sich neue Lebensperspektiven entwickeln mussten. Dass das Leben ein lebenslanger Lernprozess sein kann, wird auch unter dem Thema Resilienz (siehe Seite 92) aufgegriffen.

Auch wenn man, wie oben beschrieben, einen Burn-out als eine Vorstufe von Krankheit ansehen und darin eine Chance zur Lebensveränderung finden kann, bleiben die Ziele meiner Ausführungen, eine Work-Life-Balance zu erreichen und damit ein Burn-out-Syndrom zu vermeiden, bestehen. Dass sich ein Burn-out in der Regel langsam entwickelt und mögliche Anzeichen im Vorfeld nicht erkannt werden, wird von den Betroffenen häufig berichtet. **Warnsignale können sein**: eine Rastlosigkeit und Angespanntheit, die auch nach Dienstschluss bestehen bleibt. Ein Abschalten der Gedanken, die mit der Arbeit verbunden sind, gelingt nicht mehr. Trotz verstärkter Müdigkeit findet kein erholsamer Schlaf mehr statt, weil wahrscheinlich vermehrt Cortisol im Blut zirkuliert (vermehrt, weil noch nicht der absolute Tiefpunkt erreicht ist). Die allgemeine Lebensfreude verschwindet, es wird nicht mehr gelacht. Es beginnt ein sozialer Rückzug, häufig lässt auch das Interesse an Hobbys und Lieblingsaktivitäten erheblich nach. Muskelverspannungen, Magen- und Darmprobleme treten gesteigert auf. Beginnender Leistungsverlust und Konzentrationsstörungen sowie eine stärker werdende Entscheidungsunfähigkeit zeigen sich.

Die Frustrationstoleranz sinkt immer weiter nach unten und Gereiztheit sowie Aggressivität erhöhen sich. Die Auszeit am Wochenende und im Urlaub bringt kein Erholungsgefühl mehr mit sich.

Die Infektionsrate nimmt zu, weil die Psyche und unser Immunsystem in enger Verbindung stehen und weil die normale Funktion unseres Immunsystems durch den anhaltenden Überschuss des Cortisols negativ beeinträchtigt wird. Ein Widerwille gegen die Arbeitsstätte und die damit verbundenen Aufgaben entsteht immer häufiger. Der Alkoholkonsum wird gesteigert, um sich zu entspannen. Jedoch sorgt der Alkoholgenuss nur kurzfristig für eine Spannungsverminderung. Da sich unser Körper sehr schnell an die Dosis Alkohol gewöhnt und wir weiterhin ein Entspannungsgefühl haben möchten, steigern wir zwangsläufig unseren Alkoholkonsum. Durch dieses Verhalten können wir eine schleichende und gefährliche Entwicklung in Gang setzen, nämlich den Weg in eine Abhängigkeit.

Wenn du bei dir mehrere der aufgeführten Warnsignale häufiger feststellst, dann nimm sie bitte ernst. Sie weisen nämlich eindeutig auf eine Überforderung und Erschöpfung hin. Spätestens jetzt wäre es wirklich gut, wenn du entscheidende Veränderungen in der vorhandenen Lebens- und Arbeitssituation durchführen würdest. Gib dem Burn-out keine Chance!

Bleibt ein unbehandeltes Burn-out lange Zeit bestehen, kann dieser Zustand in eine Depression (Erschöpfungsdepression) übergehen. Da ein vorhandenes Burn-out nicht selten mit dem Krankheitsbild Depression gleichgesetzt wird, führe ich nun einige generelle Unterschiede auf. Ein Burn-out entwickelt sich durch eine chronische Überforderung (aufgrund des Übergehens der eigenen Bedürfnisse), während bei einer Depression zum Zeitpunkt der Diagnose meist eine komplette Unlust und Antriebslosigkeit dem Leben gegenüber vorherrscht.

Bei der Entwicklung zu einem Burn-out führen die Betroffenen durch ihre zu hohen Anforderungen an sich selber gewissermaßen einen Kampf gegen sich selber. Durch das Erkennen, dass der Kampf nicht zu gewinnen ist, folgt dann die totale Erschöpfung. Dieses Phänomen tritt bei Depressionen in aller Regel nicht auf.

Burn-out Betroffene fühlen sich abgeschlagen, matt und müde und sind gleichzeitig aber innerlich angespannt, nervös und unruhig. Dadurch sind sie häufig gereizt und manchmal sogar aggressiv. Bei Depressionen hingegen tritt eine ständige Gereiztheit nicht auf. Bei einer offenkundigen Depression herrschen ein vermindertes Selbstwertgefühl und Selbstvertrauen und/oder Suizidgedanken. Was beiden Krankheitsbildern gemeinsam ist: Jeden von uns kann es treffen!

Arbeit und Freizeit im Einklang

Als Pflegefachkraft bist du in einem der schönsten Berufe tätig, wenn es darum geht, den Menschen präventiv und kurativ oder auch palliativ zur Seite zu stehen. Du wirst mit viel Leid und auch mit dem Tod konfrontiert. Die Sinnhaftigkeit deines Tuns ist für deine Motivation in diesem Beruf elementar. Mehrarbeit gehört phasenweise zu deiner Berufsausübung dazu. **Wichtig ist, dass du erfährst, dass deine Leistung anerkannt und gewürdigt wird**. Dazu gehören u. a. eine angepasste Bezahlung, ein gutes Teamklima, gute Arbeitszeitplanung, Fortbildungs- und Aufstiegsmöglichkeiten, Wertschätzung innerhalb des Gesundheitswesens sowie eine gesellschaftliche Wertschätzung.

Eine stärkere Wertschätzung haben wir Pflegekräfte in der zurzeit herrschenden Corona- Pandemie von Politikern und der Bevölkerung erhalten. Es erfolgte viel Lob und Anerkennung, Applaus auf den Balkonen und im Bundestag. Jedoch reicht das nicht, um grundlegende Veränderungen im Gesundheitswesen zu bewirken. Mit rund 1,7 Millionen Pflegekräften stellen wir eindeutig die größte Beschäftigungsgruppe im Gesundheitswesen dar. Trotzdem konnten wir bisher unsere Anliegen, bessere Arbeitsbedingungen für unseren Berufsstand durchzusetzen, nicht erreichen. Wir fordern weiterhin deutlich mehr Personal, eine bessere Bezahlung und eine größere Mitsprache bei klinikinternen und gesundheitspolitischen Entscheidungen.

In unserem nordwestlichen Nachbarland, den Niederlanden, in der Universitätsklinik Groningen, haben die Pflegekräfte z. B. ein 40-prozentiges Mitspracherecht in Bezug auf die Belegung der Klinikbetten. Von so einem Mitspracherecht sind wir hier in Deutschland noch weit entfernt. Deshalb habe ich gerne am 17.01.2021 eine Pflege-Petition, die das Magazin „stern" initiiert hat, mit meiner Unterschrift versehen. In dieser Bundestagspetition lautete der offizielle Titel: „Gesundheitsreform für eine bessere Pflege zum Schutz von Pflegebedürftigen". Jede zweite Person in Deutschland ist heute älter als 45 und jede fünfte Person älter als 66 Jahre (Statistisches Bundesamt). Durch diesen demografischen Wandel (Veränderung der Bevölkerungszusammensetzung) bedingt sind immer mehr Menschen auf professionelle Pflege angewiesen. Dem gegenüber steht ein massiver Pflegekräftemangel. Dadurch wird es zwangsläufig zu schwereren Krankheitsverläufen und somit zu mehr Todesfällen kommen. Von diesem akuten Zustand sind wir alle betroffen. Deshalb ist es umso dringlicher, dass unser derzeitiges Gesundheitssystem endlich eine grundlegende Erneuerung erfährt.

In der Pflegepetition werden deutlich bessere Arbeitsbedingungen für Pflegekräfte gefordert. Wesentliche Forderungen sind: mehr Personal, mehr Zeit, mehr Menschlichkeit, mehr Entscheidungsmöglichkeiten in Bezug auf die Patienten, sofortiges Handeln bei Unterbesetzung, Aufwertung des Berufsbildes und mehr Gehalt. **Die Forderung nach einer „echten Gesundheitsreform" finde ich ebenso maßgeblich.** Denn dahinter steht eine konsequente Abkehr vom Profitdenken (kein Bett darf kalt werden) und ökonomischen Fehlanreizen (Wettbewerb zwischen den Kliniken). Dass die derzeitige Gesundheitspolitik den ökonomischen Wettbewerb zwischen den Kliniken möchte, ist ein Grundproblem, weil die Klinikleitungen dadurch gezwungen sind, betriebswirtschaftlich zu denken. Dass solch eine Denkweise schwere negative Folgen für das Gesundheitssystem hat und letztendlich der einzelne Patient darunter leidet, ist eine schon lang bestehende Wirklichkeit.

Die Zeit für unsere berechtigten Forderungen kann besonders jetzt in der Pandemiezeit auf offene Ohren stoßen. Dennoch, selbst wenn alle aufgeführten Forderungen erfüllt werden, bleibt der Pflegeberuf ein stressbelastender und sehr anspruchsvoller Beruf. Des Weiteren ist die Arbeit am und mit dem Menschen mit einer hohen Verantwortung verbunden. Deshalb kann die Realisierung einer Work-Life-Balance für die Menschen im Pflegeberuf eine wertvolle Unterstützung darstellen, um diesen schönen Beruf lange und zufriedenstellend auszuführen. Dass die Pflegeberufe zu den krisenfesten Berufen zählen, ist offensichtlich. Von Arbeitslosigkeit oder erzwungener Kurzarbeit zukünftig betroffen zu sein ist sehr unwahrscheinlich.

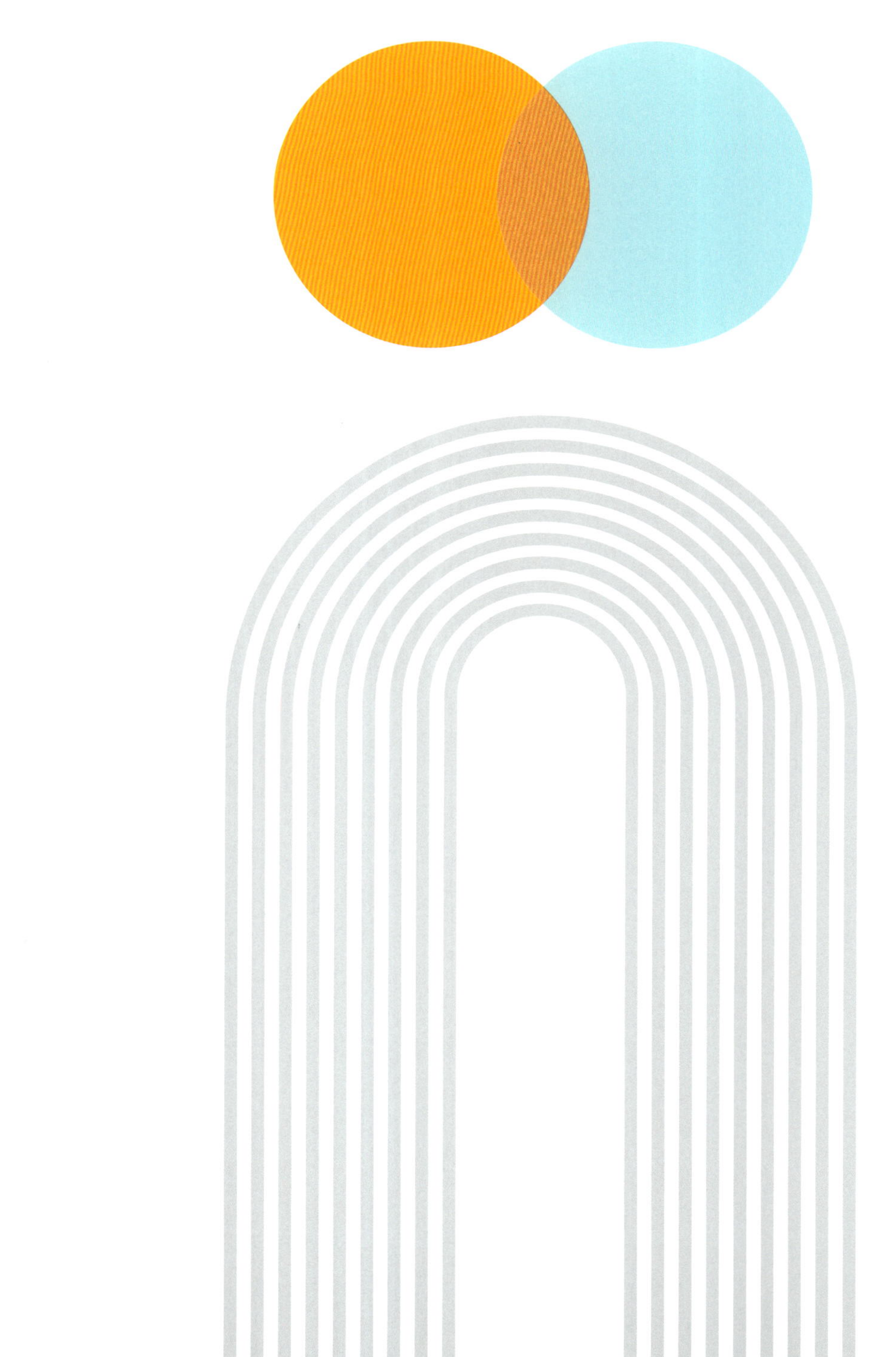

Liebe Leserin / lieber Leser,

gerne habe ich diese Ausarbeitung erstellt, damit du und ich wissen, wie wir den zunehmenden Alltagsstress und dem damit verbundenen nachhaltigen Freisetzen vom Dauerstresshormon Cortisol etwas entgegensetzen können.

Wenn für dich an der einen oder anderen Stelle zu viele Informationen vorhanden sind, dann ist das meinem Streben nach Vollständigkeit geschuldet. Die Hinweise auf wissenschaftliche Forschungen und Ergebnisse können letztendlich nur Wahrscheinlichkeiten darstellen und keine unabänderlichen oder absoluten Werte sein.

Schön wäre es, wenn du durch diese Ausarbeitung einen Hinweis oder Impuls findest, der dich anspricht. In der Regel verändern wir unsere Lebensweise jedoch nicht aus Einsicht oder Vernunftgründen. Allzu gerne verweilen wir in gewohnten und vertrauten Verhältnissen und das, obwohl wir spüren, diese Lebensgewohnheiten sind unbefriedigend, nicht gut für mich. Wenn uns jedoch stark belastende Lebensumstände dazu zwingen, sind wir eher bereit, ungünstige Lebensgewohnheiten zu ändern. Umso wertvoller ist es, eine Veränderung auch ohne größeren Leidensdruck zu beginnen.

Du kennst dich selbst am besten, also weißt du auch, was dich am meisten motiviert. Motivation brauchen wir alle, um etwas Neues zu beginnen. Dabei ist es gut, wenn du dich nicht zu sehr unter Leistungsdruck setzt, weil sonst deine Cortisolproduktion automatisch angekurbelt wird. Damit du das Richtige für dich findest, ist ein „In-sich-Hineinfühlen" hilfreich. Indem du dein Bauchgefühl und deine Intuition in deine Entscheidung einfließen lässt, findest du wahrscheinlich das Passende für dich. Etwas Neues zu beginnen, fühlt sich auch häufig gut an, vor allem, wenn du dich von der Freude am Tun leiten lässt.

Ebenso tut es uns immer wieder gut, uns Zeit zur Muße, zur Faulenzerei, zum Nichtstun zu gönnen. Insbesondere dann, wenn uns dabei kein schlechtes Gewissen plagt. Außerdem sagt uns die Kreativitätsforschung, dass gerade in diesen Zeiten gute Inspirationen und „Aha-Effekte" auftreten können. Eine Studie der Florida Gulf Coast University untermauert, dass „das süße Nichtstun" unserer Gesundheit sehr zugute kommt. Beim sogenannten „reizunabhängigen Denken" können wir Erlebnisse verarbeiten, Dinge abspeichern und neue Ideen entwickeln.

Arbeitsfreie Tage und Urlaub geben dir die Möglichkeit, mal was ganz anderes zu machen und zu entspannen. Für eine wichtige regelmäßige Erholung nach deinem normalen Arbeitstag dient dir deine Feierabendzeit. Trotz der häufig vorliegenden sozialen Verpflichtungen (Familie und Freunde) brauchst du deine individuell gestaltete Erholungszeit. Was auch immer dich in den Entspannungsmodus versetzt, gönn dir diese Zeit täglich. Sei tatsächlich in diesem Punkt egoistisch. **Gib dem, was dir Vergnügen macht, einen großen Stellenwert!**

Eine für dich ausgewogene Work-Life-Balance herzustellen, ist eine dankenswerte Aufgabe, um für dein Arbeits- und Privatleben immer wieder neue Lebensenergie und Lebensfreude zu aktivieren und zu erhalten. Nicht nur deine Arbeitskollegen, sondern auch dein Partner / deine Partnerin, deine Freunde sowie deine Familie profitieren von einem Menschen, der überwiegend positiv denkend und fühlend durchs Leben geht. Sie alle werden dich lieben!

Viel Erfolg für deine Work-Life-Balance wünscht dir

Toni Freialdenhoven
(Lehrer für Gesundheits- und Krankenpflegeberufe)

Quellen

Folgende Fernsehsendungen, Fachbücher und Infos aus Internetportalen sowie Artikel aus Fachzeitschriften habe ich modifiziert oder auch wörtlich in mein Buch einbezogen:

TV Sendung: Quarks & Co, Die Lust am Laufen, Wunderwerk Muskel, vom 29.03. 2011

TV Sendung: Visite – Das Gesundheitsmagazin | NDR.de vom 29.08.2017 und 24.07.2018

TV Sendung: Die heilsame Kraft der Meditation, eine Arte Dokumentation (12.10.2017)

TV Sendung: Rundum gesund, Sendung des SWR vom 13.01.2020

Buch: Stress-Intelligenz, von Prof. Dr. Med. Christoph M. Bamberger (2009)

Buch: Die Uhr zurückdrehen?, von Ellen J. Langer (2011)

Buch: Achtsamkeitstraining, von Jan Thorsten Eßwein (2015)

Buch: Burnout & Depression von U. Vorderholzer, A Hillert, G. Hiller (2018)

Buch: Good Vibration von Dr. Stefan Kölsch (2019)

„Netzwerk Ethik heute" (04/2014)

ergotopia.de/blog/tipps-work-life-balance 07/2015 von Minna Tran

jobs-intensivpflege.de (15.10.2019)

emotion.: 11/2014 von Stefanie Mixa

GEO Wissen (Magazin): Den Menschen verstehen Nr. 63 / Strategien gegen Burnout (2019) und Nr. 67 Gelassenheit (2020)

Psychologie Heute (Magazin): vom 03/2012, / 09/2018, / 11/2018, / 12/2018, 01/2019 / 04/2019

Publik Forum (Zeitschrift): Nr. 24 im Dezember 2017 / Publik-Forum ist eine unabhängige Zeitschrift.

Gesund Leben (Magazin): von Dr. v. Hirschhausen Nr. 6/2019

Apotheken Umschau (Magazin): Nr. 12/2018 Nr. 2/2020 Nr. 08/2020

My Life-Apotheker-Forum (Magazin): Nr. 14/2020, Nr. 7/2021

Online-Wissenschaftsmagazin scinexx.de von 2015, Artikel: Hormonell zum Höhepunkt – Warum der Orgasmus ohne Oxytocin nur halb so schön ist.)

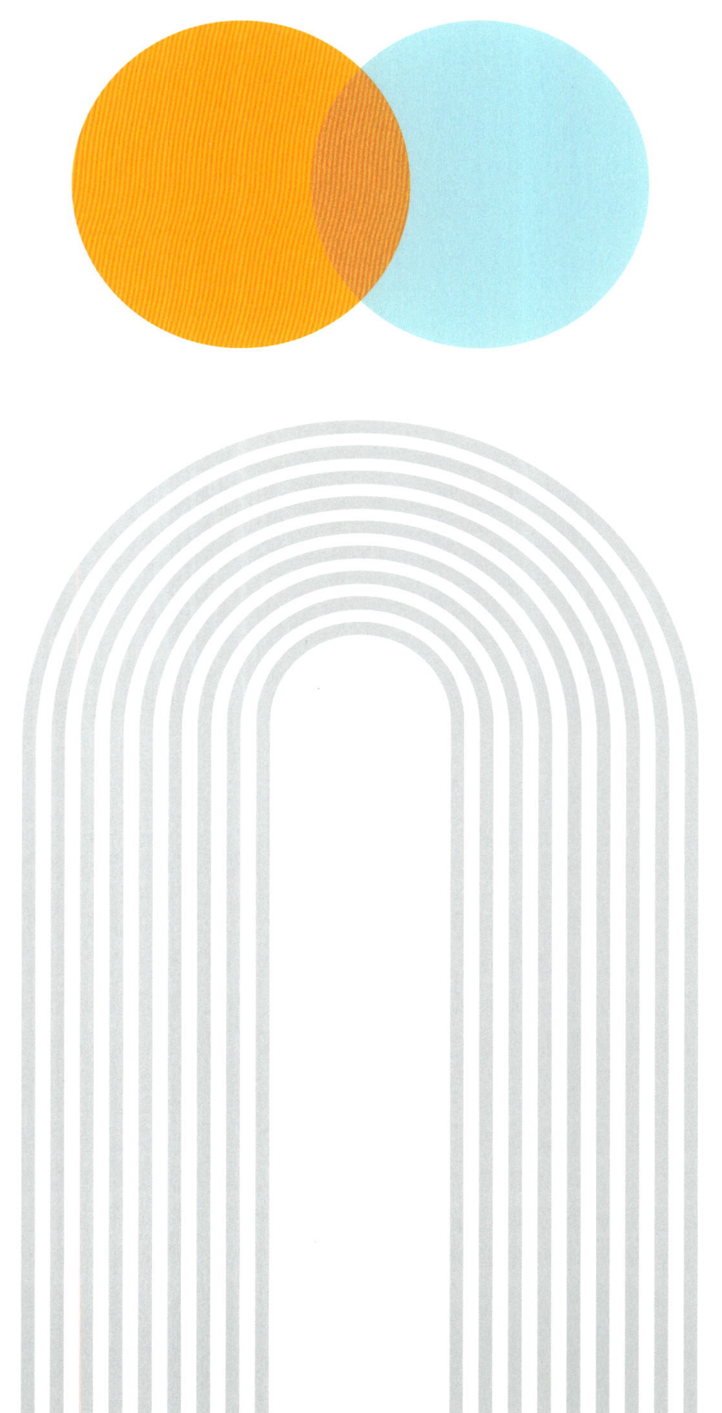

Autor

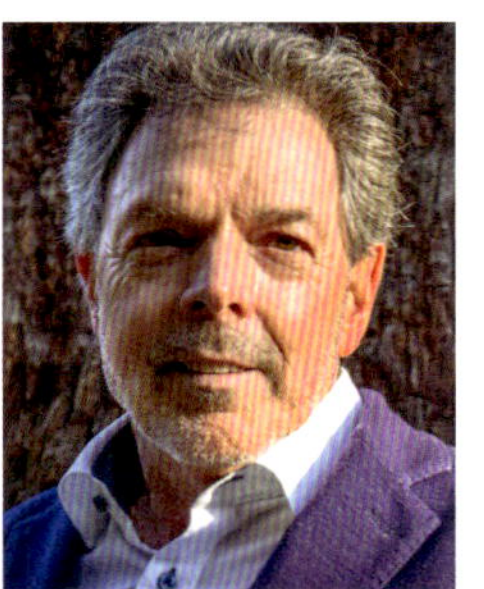

Toni Freialdenhoven ist examinierter Gesundheits- und Krankenpfleger, Lehrer für Gesundheits- und Krankenpflegeberufe, nebenberuflicher ständiger Diakon sowie zertifizierter Lachyogaleiter.